**Kohlhammer**

Ratgeber im
W. Kohlhammer Verlag

Hermann Delbrück

- *Brustkrebs*
- *Magenkrebs*
- *Lungenkrebs*
- *Prostatakrebs*
- *Krebsschmerz*
- *Darmkrebs*
- *Künstlicher Darmausgang
  nach Krebs*
- *Plasmozytom/Multiples Myelom*
- *Ernährung für Krebserkrankte*
- *Knochenmark- und Stammzell-
  transplantation nach Krebs*
- *Non-Hodgkin-Lymphome*
- *Chronische Leukämien*

Peter Reisky

- *Osteoporose*

Gerhard Hiendlmayer

- *Gerinnungshemmer*

Jürgen Claus/Gerhard Blümchen

- *Vor und nach einer Herzoperation*

Tewes Wischmann/Heike Stammer

- *Der Traum vom eigenen Kind*

Hermann Delbrück

# Bauchspeichel-
# drüsenkrebs

## Rat und Hilfe
## für Betroffene und Angehörige

Verlag W. Kohlhammer

Die Deutsche Bibliothek – CIP-Einheitsaufnahme

**Delbrück, Hermann:**
Bauchspeicheldrüsenkrebs : Rat und Hilfe für Betroffene und Angehörige /
Hermann Delbrück. – Stuttgart : Kohlhammer, 2002
ISBN 3-17-017340-5

**Wichtiger Hinweis:** Der Leser darf darauf vertrauen, daß Autor und Verlag mit großer Sorgfalt gearbeitet und den medizinischen Wissensstand bis zur Fertigstellung dieses Buches berücksichtigt haben. Bei Angaben von Mengen muß jeder Leser sorgfältig prüfen oder prüfen lassen, daß die gegebenen Hinweise nicht von den tatsächlichen Empfehlungen abweichen. Es wird deshalb empfohlen, von jeglicher Selbstbehandlung Abstand zu nehmen und immer den Behandler des Vertrauens zu Rate zu ziehen. Jede Dosierung oder Anwendung erfolgt auf eigene Gefahr des Benutzers.

Alle Rechte vorbehalten
© 2002 W. Kohlhammer GmbH Stuttgart
Umschlag: Data Images GmbH
Gesamtherstellung:
W. Kohlhammer Druckerei GmbH + Co. Stuttgart
Printed in Germany

# Inhalt

# Vorwort des Verfassers

Dieser Ratgeber ist für Patienten, ihre Angehörigen und all diejenigen gedacht, für die es wichtig ist, über den Bauchspeicheldrüsenkrebs, die möglichen Therapien und über die eventuellen Auswirkungen auf Körper, Seele und auf die soziale/berufliche Versorgung informiert zu sein.

Der Ratgeber enthält viele Fragen zur Krankheit, zur Nachsorge und zur Krankheitsprophylaxe, die mir Patienten mit Bauchspeicheldrüsenkrebs in meiner bisherigen Tätigkeit in der Krebsrehabilitation und -nachsorge immer wieder stellten. Das Buch geht aber auch auf viele Fragen ein, die Betroffene erfahrungsgemäß nicht stellen, sei es aus Unwissen, einer unbewußten Verdrängung, mangelndem Mut, sei es auch, weil sie den Arzt hierfür nicht für zuständig halten.

In diesem Ratgeber werden auch Fragen und Antworten aufgeführt, die für manche Pharmahersteller, Ärzte und Patienten unangenehm und möglicherweise auch verunsichernd sind. Dies trifft insbesondere auf gewisse »Alternativtherapien« zu. Ich habe dies trotz der möglicherweise auf mich zukommenden Schwierigkeiten gewagt. Allzu häufig nämlich mußte ich während meiner bisherigen Tätigkeit die Erfahrung machen, daß verzweifelte Patienten nicht nur »Haus und Hof« für Therapien mit fraglicher Wirksamkeit verloren, sondern daß durch diese Therapien wirksamere Behandlungen versäumt wurden.

Bei der Abfassung des Buches bin ich mir der Schwierigkeiten und der zu erwartenden Kritik bewußt gewesen. Die Kritik wird sich möglicherweise weniger auf das Inhaltliche beziehen als auf die Tatsache, daß überhaupt ein derartiger differenzierter, in die Einzelheiten gehender Ratgeber denjenigen in die Hände gegeben wird, die nach Meinung mancher Kritiker ihre Erkrankung eher vergessen als sich mit ihr auseinandersetzen sollten. Daß ich mich über diese zu erwartende Kritik ganz bewußt hinwegsetze, rührt von dem Vorwurf Betroffener und deren Angehöriger her, daß die geschönte Prognose sie daran gehindert hat, Dinge in die Wege zu leiten, die sie getan hätten, wenn sie um den Ernst ihrer Lage gewußt hätten.

Heute hat jeder Laie durch das Internet und die Fachliteratur Zugang zu Fachinformationen, so auch zu Daten zur Lebenserwartung von Patienten mit Bauchspeicheldrüsenkrebs. Bedauerlich ist, daß diese häufig jedoch zu Mißverständnissen Anlaß geben und – mindestens ebenso schlimm – die Betroffenen mit diesen Informationen allein gelassen werden.

Dieser Ratgeber soll Anregungen und Hilfen für das Gespräch mit dem Arzt geben. Aufklärung beinhaltet zwar im wesentlichen Informationsvermittlung, entscheidend ist jedoch die gleichzeitig vermittelte emotionale Unterstützung bei der Verarbeitung der Information. Leider besprechen manche Ärzte die essentiellen Fragen zur Lebenserwartung mit den Betroffenen und deren Angehörigen nur dann, wenn sie von diesen hierzu aufgefordert werden. Dieser Ratgeber soll zu Fragen ermuntern und eine konkrete Basis für ein Gespräch liefern.

Ohne die möglichen Vorteile einer Verdrängung bei Krebspatienten leugnen zu wollen, möchte ich dennoch darauf hinweisen, daß eine derartige Verdrängung aus mehreren Gründen heute im Gegensatz zu früher nicht mehr sinnvoll ist. Die Krebstherapie vermag heute wirksame Hilfen zu geben. Die meisten Patienten möchten und müssen über ihre Diagnose aufgeklärt werden; hieraus ergeben sich zahlreiche Fragen, auf die eingegangen werden muß. Viele mit der Erkrankung verbundene Ängste erwachsen daraus, daß der Betroffene nicht weiß, wie er die Situation einschätzen soll oder was ihn erwartet.

Es ist besser, wenn die Betroffenen und Angehörigen durch diesen Ratgeber als durch die »Regenbogenpresse«, »Gesundbeter«,

»Geschäftemacher« oder auch unkommentierte Zahlen im Internet aufgeklärt werden. Die Schulmedizin bietet heute mehr Möglichkeiten, als viele annehmen. Diese Möglichkeiten sollten genutzt werden. Der rasante Fortschritt in der Krebsnachsorge während der letzten Jahre ist unverkennbar. Insbesondere die therapeutischen Möglichkeiten bei Fortschreiten des Tumorleidens haben zugenommen. Viele der von mir betreuten Patienten mit Bauchspeicheldrüsenkrebs gaben mir zahlreiche Anregungen und Hilfen bei der Erstellung dieses Ratgebers. Ihnen allen sowie den ärztlichen und nichtärztlichen Mitarbeitern, besonders dem Ernährungsberater unserer Tumornachsorgeklinik, Herrn Herman Mestrom, schulde ich großen Dank.

*Professor Dr. Hermann G. Delbrück*

Arzt für Innere Medizin und Hämatologie-Onkologie,
Arzt für physikalische und rehabilitative Medizin,
Arzt für Sozialmedizin
Chefarzt der Tumornachsorge- und Rehabilitationsklinik
Bergisch-Land
Sprecher der Arbeitsgemeinschaft für Rehabilitation, Nachsorge und Sozialmedizin der Deutschen Krebsgesellschaft (ARNS)
Wuppertal-Ronsdorf, im Winter 2002

# Geleitworte

## Geleitwort der Deutschen Krebsgesellschaft

Ein breites Wissen über die verschiedenen Aspekte des Bauchspeicheldrüsenkrebses kann den Umgang mit dieser Krankheit deutlich erleichtern und die allgemeine Lebensqualität des Patienten und seiner Angehörigen verbessern. Auf dieser Grundlage kann die Krankheit wirksamer behandelt werden. In diesem Ratgeber finden sich aktuelle Informationen und Hinweise zum Verlauf der Erkrankung und zu den verschiedenen Behandlungsmöglichkeiten. Ein weiterer Schwerpunkt wird auf die psychosozialen und sozialrechtlichen Folgen bei Bauchspeicheldrüsenkrebs gelegt.

Aufklärung und Informationen sind wichtige Hilfen bei der Krankheitsbewältigung. Dazu gehört, daß der Patient begreift, was in seinem Körper passiert und warum eine bestimmte Therapie vorgeschlagen wird.

Die Deutsche Krebsgesellschaft sieht mit dieser Buchreihe eines ihrer Hauptziele entscheidend mitunterstützt, indem neben der Früherkennung bösartiger Erkrankungen ein wesentliches Gewicht auf die Standardisierung der Therapie, Nachsorge und auch Rehabilitation gelegt wird.

Dieser Ratgeber erfüllt die Anforderung, umfassend und kompetent zu informieren, in hervorragender Weise. Er steht im Einklang mit dem Motto der Deutschen Krebsgesellschaft:»Durch Wissen zum Leben«. Der Bitte, ein Geleitwort zu verfassen, bin ich daher sehr gerne nachgekommen und wünsche der Buchreihe weiterhin viel Erfolg.

*Prof. Dr. Rolf Kreienberg*
Präsident der Deutschen Krebsgesellschaft e. V.

## Geleitwort der Deutschen Krebshilfe

Als Frau Dr. Mildred Scheel 1974 die Deutsche Krebshilfe ins Leben rief, verfolgte sie zunächst zwei Ziele. Sie wollte

1. das Krebsproblem, das trotz größter gesundheitspolitischer Bedeutung für die meisten Menschen kein Thema war, aus der Tabu-Zone holen und
2. darüber hinaus bei den Bürgern ein Bewußtsein für die Eigenverantwortung bei der Bekämpfung dieser Volkskrankheit wecken.

Seitdem sind Aufklärung der Öffentlichkeit, Information der Patienten und Förderung des Selbsthilfegedankens immer wesentliche Anliegen der Deutschen Krebshilfe gewesen und werden es auch weiterhin bleiben.

Selbsthilfe setzt Wissen und Information voraus. Eigen- und Fremdverantwortung, wie sie in den Selbsthilfegruppen praktiziert werden, verlangen »mündige Patienten«. Aufgeklärte Patienten vermögen sich nicht nur selber zu helfen, sondern auch Hilfe an andere weiterzugeben bzw. in die Wege zu leiten. Die Idee der Selbsthilfe schließt gegenseitige Hilfe mit ein.

Dieser Ratgeber für Betroffene mit ausführlichen medizinischen, sozialen, psychischen und beruflichen Hilfen ist wie immer zu begrüßen.

Natürlich soll der von Herrn Kollegen Delbrück ausgearbeitete Ratgeber niemals den professionellen ärztlichen Rat, die fachkompetente Hilfe des Sozialarbeiters, den beruflichen Beistand der Rentenversicherungen und Arbeitsämter ersetzen. Er soll vielmehr

die Arbeit dieser professionellen Helfer erleichtern und unterstützen. Er soll bei den Patienten Verständnis für die notwendigen diagnostischen, therapeutischen und rehabilitativen Maßnahmen
wecken und sie so zu kompetenteren und informierteren Ge-
sprächspartnern machen.
Möge der Ratgeber ein Schritt in diese Richtung sein. Möge er
auch den Selbsthilfegedanken fördern und den Betroffenen eine
Hilfe bei der Bewältigung ihres Schicksals sein!

*Prof. Dr. Sabine von Kleist*
Vorstandsmitglied der Deutschen Krebshilfe e. V.

## Geleitwort des Arbeitskreises der Pankreatektomierten e.v. (AdP)

Als selbst Betroffener kenne ich die Probleme in der Nachsorge
nach einer Bauchspeicheldrüsenoperation.
Die Informationen in diesem Ratgeber sollen den Fachmann nicht
ersetzen, sondern in ihrer Vielfalt den Patienten dazu animieren,
sich mit seiner eigenen Situation auseinanderzusetzen. Zur Bewältigung der Probleme und zum besseren Verständnis der neuen Le-
benssituation wird eine Fülle von Anregungen geboten.
Wenn ich in den zwölf Jahren nach meiner Operation eine ausreichende Verlaufskontrolle gehabt hätte, wäre mir sicherlich einiges
erspart geblieben. Erst nachdem ich die Selbsthilfeorganisation
AdP kennengelernt hatte, wurde ich auf die entstandenen Mängel
durch unzureichende Enzymsubstitution, fehlende fettlösliche Vitamine usw. aufmerksam gemacht.
Dieser Ratgeber kann den Patienten dabei helfen, die Lebensqualität erheblich zu verbessern. Deshalb wünsche ich dem Buch möglichst viele Leser.

*Dieter Prey*
Vorsitzender des Arbeitskreises der Pankreatektomierten e.V.

# 1 Wie kommt es zu Bauchspeicheldrüsenkrebs? Welche Bauchspeicheldrüsenkrebserkrankungen gibt es, und welche Besonderheiten haben sie?

## Fragen zu Ursachen und Verlauf der Erkrankung

### 1. Wie erfolgt die Verdauung, wo liegt die Bauchspeicheldrüse, und welche Aufgaben hat sie?

Der Speisebrei gelangt aus der Mundhöhle in die Speiseröhre, von dort in den Magen und den Dünndarm. Im Mund und im Magen wird die Nahrung mechanisch und chemisch zerkleinert, um im Dünndarm nach weiterer chemischer und enzymatischer Aufteilung von der Lymphe, dann vom Blut und schließlich vom Organismus aufgenommen und in Energie umgewandelt zu werden. Der Dünndarm ist ungefähr 4 bis 7 m lang und besteht aus drei Abschnitten, nämlich dem Zwölffingerdarm (Duodenum), dem Leerdarm (Jejunum) und dem Krummdarm (Ileum).

Im Dünndarm wird die Nahrung endgültig in die Bestandteile zerlegt, die der Körper aufnehmen kann. Dies geschieht mit Hilfe chemischer Zusätze, die in den Gallen-, vor allem jedoch in den Bauchspeichelsäften enthalten sind.

Die Bauchspeicheldrüse (Pankreas) liegt im oberen, hinteren Bereich der Bauchhöhle direkt über der Wirbelsäule etwa in Höhe des unteren Ende des Brustbeins und der ersten zwei Lendenwirbel. Sie hat eine nicht trennbare Verbindung zum Zwölffingerdarm, in den

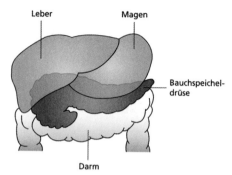

*Abbildung 1.1:* Die Lage der Bauchspeicheldrüse im Oberbauch

der Hauptausführungsgang der Bauchspeicheldrüse (Ductus Wirsungianus) gemeinsam mit dem Gallengang durch die Vatersche Papille mündet (Abbildung 1.1). Die Vorderfläche der Bauchspeicheldrüse ist mit dem Bauchfell (Peritoneum) überzogen, die Hinterfläche ist mit der hinteren Bauchwand (Retroperitoneum) verwachsen.

Insgesamt ist die Bauchspeicheldrüse (Pankreas) etwa 15 bis 20 cm lang und 60 bis 80 g schwer. Man unterscheidet drei Abschnitte, nämlich 1. den Pankreaskopf, der sich in die Biegung des Zwölffingerdarms schmiegt, 2. den Pankreaskörper, der die Wirbelsäule und die Hauptschlagader in Höhe des ersten und zweiten Lendenwirbels überquert, und 3. den Pankreasschwanz, der sich bis zur Milz erstreckt (Abbildung 1.2).

Bei der Verdauung kommt es zu einem Abbau der sich im wesentlichen aus Fett, Eiweiß und Kohlenhydraten, Mineralstoffen, Vitaminen und Wasser zusammensetzenden Nahrung. Dies geschieht mithilfe von Verdauungsenzymen, die vorwiegend in der Bauchspeicheldrüse gebildet werden. Sie werden von der Darmschleimhaut aufgenommen und in den Kreislauf gebracht. Zwar findet eine gewisse enzymatische Aufspaltung des Speisebreis schon beim Kauen durch die im Speichel befindlichen Enzyme statt, die Hauptarbeit erfolgt jedoch aufgrund der in der Bauchspeicheldrüse und der in der Galle befindlichen Verdauungsenzyme im Dünndarm.

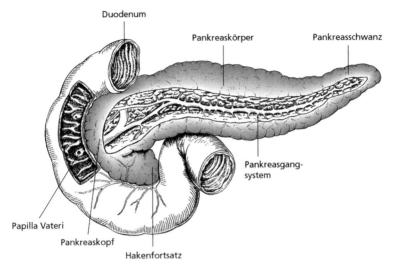

Duodenum

Pankreaskörper          Pankreasschwanz

Pankreasgang-
system

Papilla Vateri
    Pankreaskopf
            Hakenfortsatz

*Abbildung 1.2:* Die Strukturen der Bauchspeicheldrüse und ihre anato-
mische Lage (modifiziert nach Willig, Ernährungsmedi-
zin und Diätetik für Pankreasoperierte)

Die Abgabe der Enzyme in den Dünndarm wird im wesentlichen
über den Vagusnerv und über die in der Dünndarmschleimhaut ge-
bildeten Hormone Sekretin und Cholezystokinin-Pankreozymin
reguliert.
Die Bauchspeicheldrüse ist ein lebenswichtiges Organ, und zwar
sowohl wegen ihrer *exokrinen* als auch *endokrinen* Funktionen.
Mit *exokrin* sind die von der Drüse täglich produzierten 1,5 bis 2
Liter Verdauungssssäfte gemeint, die die Verdauungsenzyme enthalten. Sie werden über das Pankreasgangsystem (Ductus pancrea-
ticus), den Hauptausführungsgang (Ductus Wirsungianus) und die
Vatersche Papille täglich in den Zwölffingerdarm entleert. Die
wichtigsten Verdauungsenzyme sind die Amylasen für die Verdauung der Kohlenhydrate, die Lipasen für die Verdauung der Fette
sowie die Proteasen (Trypsin, Chymotrypsin, Elastase, Carbo-
xypeptidase) für die Verdauung von Eiweißen.

Mit *endokrin* sind die Produktion und Ausschüttung von Hormonen (Insulin und Glukagon) gemeint. Diese für die Regulation des Blutzuckerspiegels wichtigen Hormone werden in den alpha- und beta-Inselzellen der Bauchspeicheldrüse gebildet und direkt in das Blut abgegeben. Alle Zellen des menschlichen Organismus sind auf Zucker als wichtige Energiequelle angewiesen. Insulin öffnet dem Zucker gewissermaßen die Türe zu allen Körperzellen. Ist die exkretorische Funktion der Bauchspeicheldrüse gestört, werden die aufgenommenen Nährstoffe unverwertet ausgeschieden; der Betroffene wird kraftlos, verliert zunehmend an Gewicht und verhungert trotz ausreichender Nahrungsaufnahme. Ist die endokrine Funktion gestört, kommt es zu einer Zuckerkrankheit (Diabetes mellitus).

## 2. Kann man ohne Bauchspeicheldrüse leben?

Ja, allerdings nur mit diätetischen Einschränkungen und unter der Bedingung, daß die in der Bauchspeicheldrüse produzierten Verdauungsenzyme und das Hormon Insulin künstlich zugeführt werden.

## 3. Ich habe gehört, daß sich hinter der Bezeichnung »Bauchspeicheldrüsenkrebs« die verschiedensten bösartigen Erkrankungen mit völlig unterschiedlichen Beschwerden und Verläufen verbergen können.

Es gibt in der Tat bösartige und weniger bösartige Bauchspeicheldrüsenkrebse, ja es gibt sogar gutartige Bauchspeicheldrüsentumoren. Sie können häufig nur durch eine feingewebliche Untersu-

*Tabelle 1.1:* Die verschiedenen Gewebetypen des Pankreaskarzinoms

- Adenokarzinom
- Zystadenokarzinom
- Azinuszellkarzinom
- Undifferenziertes Karzinom

*Tabelle 1.2:* Einteilung der Pankreaskarzinome in Abhängigkeit von
ihrem Ursprung

| | |
|---|---|
| Duktaler Ursprung | Duktales Adenokarzinom |
| | Adenosquamöses Karzinom |
| | Muzinöses Adenokarzinom |
| | Pleomorphes großzelliges Adenokarzinom |
| Azinärer Ursprung | Azinuszellkarzinom |
| | Azinäres Zystadenokarzinom |
| | Pankreatoblastom |
| Unbestimmter | Solid zystischer Tumor |
| Ursprung | Kleinzelliges Karzinom |

*Tabelle 1.3:* Einteilung der exokrinen Bauchspeicheldrüsenkarzinome in
Abhängigkeit von ihrer Lokalisation

- Pankreaskopfkarzinom (ca. 70 %)
- Pankreaskörperkarzinom (ca. 20 %)
- Pankreasschwanzkarzinom (ca. 10 %)

chung voneinander unterschieden werden. Die verschiedenen Tumoren unterscheiden sich nicht nur durch typische Gewebeformationen (Tabelle 1.1), sondern auch durch ihren Ursprung (Tabelle 1.2) und ihre Lokalisation (Tabellen 1.3 und 1.4). Die meisten Tu-

*Tabelle 1.4:* Die zum periampullären Karzinom zählenden bösartigen Geschwülste

---

- Karzinome des unteren Gallengangs (Choledochuskarzinom, 30 %)
- Karzinome des Endstücks des Bauchspeicheldrüsengangs (Ductus Wirsungianus, 10 %)
- Karzinome in unmittelbarer Nachbarschaft der Papille (Papillenkarzinom, 60 %)

---

moren gehen von Zellen des Bauchspeicheldrüsengangs aus. Da diese Zellen auch Verdauungsenzyme bilden und ausscheiden, werden diese Tumoren auch exokrine Pankreastumoren genannt. Einige wenige Pankreastumoren – die endokrinen Tumoren – gehen von den Zellen aus, die Hormone bilden. Sie sind zum einen sehr selten und zeigen zum anderen in der Regel ein vergleichsweise nur sehr langsames Wachstum. Wegen ihrer Seltenheit wird auf diese endokrinen Tumoren nur am Rande eingegangen.

Für den behandelnden Arzt ist die genaue Kenntnis des feingeweblichen Typs und der Lokalisation des Tumors sehr wichtig, da sich Behandlung und Nachsorgeuntersuchungen danach richten. Auf keinen Fall sollten exokrine Tumoren mit endokrinen Tumoren verwechselt werden.

Neben dem Gewebetyp entscheidet die Tumorlokalisation darüber, ob und in welchem Ausmaß Beschwerden auftreten. Man unterscheidet Tumoren im ersten Drittel (Pankreaskopfkarzinom, periampulläres Pankreaskarzinom), im Mittelteil der Drüse (Korpuskarzinom) und im letzten Drittel der Bauchspeicheldrüse (Pankreasschwanzkarzinom). Weitaus am häufigsten, nämlich in 70 bis 80 % aller Fälle, befindet sich der Krebs im ersten Drittel der Bauchspeicheldrüse (Pankreaskopf); etwa 15 bis 20 % der Tumoren sind in der Mitte (Pankreaskörper) und etwa 7 % im Endteil der Drüse (Pankreasschwanz) angesiedelt (Tabelle 1.3). Bei den endokrinen Tumoren unterscheidet man die Tumoren je nach Hormonbildung (Tabelle 1.5). Unter dem Begriff periampul-

läre Tumoren werden Karzinome zusammengefaßt, die im Pankreas an der Ampulla Vateri, dem Zwölffingerdarm oder im letzten Teil des Gallengangs entstehen (Tabelle 1.4).
Die Krankheit »Bauchspeicheldrüsenkrebs« ist also ein sehr weitläufiger Begriff und schließt Tumoren unterschiedlichster Gut- und Bösartigkeit, Schweregrade, Herkunft und Verhaltensweisen und daraus ableitend auch verschiedene Therapienotwendigkeiten ein. Viele Mißverständnisse von Patienten erklären sich durch die falsche Pauschalisierung des Begriffs Bauchspeicheldrüsenkrebs. *Jeder Krebs ist anders; jeder Bauchspeicheldrüsenkrebspatient bedarf einer individuellen Therapie und auch besonderer Berücksichtigung in der Nachsorge und Rehabilitation.*

*4. Bei mir wurde bei einer Ultraschalluntersuchung zufällig an der Bauchspeicheldrüse ein Karzinoid festgestellt. Angeblich muß es nur überwacht und nicht operiert werden. Welche anderen endokrinen Tumoren gibt es?*

Das Karzinoid gehört zu den endokrinen Tumoren der Bauchspeicheldrüse (Tabelle 1.5). Einige dieser Karzinoide können Hormone produzieren, die sie in das Blut abgeben und Beschwerden verursachen. Das ist jedoch sehr selten. Auch wachsen sie ebenso wie die anderen endokrinen Tumoren sehr langsam und machen keine Beschwerden. Einige wenige metastasieren und bereiten solche Beschwerden wie Durchfall, unangenehme Hitzewallungen sowie Hautausschlag. Viele Ärzte raten zu einer operativen Entfernung, andere Ärzte begnügen sich mit einer Überwachung, um erst bei Beschwerdeeintritt zu therapieren.
Manche endokrine Tumoren, so die Insulinome, können schon frühzeitig Hormone in die Blutbahn abgeben und dann Beschwerden bereiten. So kann das Insulinom die Ursache für eine gefährli-

*Tabelle 1.5:* Die verschiedenen endokrinen Tumoren der Bauchspeicheldrüse (Inselzelltumoren; hormonaktive und nicht aktive Tumore)

| Tumorart | Symptomatik |
|---|---|
| Insulinome | Unterzuckerung, Ohnmachtsanfälle, epileptische Anfälle |
| Zollinger-Ellison-Karzinome (Gastrinom) | Geschwüre, Durchfälle, Steatorrhoe |
| Glukagonom | Hautausschlag, Diabetes, Gewichtsabnahme |
| Vipom | Durchfall, Muskelschwäche, Gewichtsverlust |
| Karzinoide | häufig keine Symptome, nur bei Metastasen Durchfall, plötzliche Hautrötung, Asthma |

che Unterzuckerung sein. Auch das Gastrinom macht manchmal
sehr frühzeitig Beschwerden. Nicht selten sind Gastrinome die Ursache von chronischen Magen-/Darmgeschwüren.
Gastrinome und Insulinome sind die häufigsten endokrinen Pankreastumoren. Es kommen ca. zehn endokrine »bösartige« Neuerkrankungen auf 1 bis 2 Millionen Menschen.

## 5. Wieviele Patienten mit Bauchspeicheldrüsenkrebs gibt es in Deutschland?

Man rechnet mit etwa 10 000 bis 12 000 Neuerkrankungen jährlich in Deutschland (2001).
Bei den krebsbedingten, organbezogenen Todesursachen rangiert
der Bauchspeicheldrüsenkrebs allerdings ganz vorne; in Deutschland an sechster Stelle, in den USA sogar an vierter Stelle aller bösartigen Tumoren.

Hierfür gibt es im wesentlichen zwei Gründe, nämlich die der späten Erkennung und die der schweren Behandelbarkeit dieser Erkrankung.

## 6. Haben Bauchspeicheldrüsenkrebserkrankungen zahlenmäßig zugenommen?

In allen westlichen Industrienationen hat die Krebshäufigkeit in den letzten 30 Jahren zugenommen. Die Gründe hierfür sind nicht eindeutig geklärt.

Eine Ursache ist sicherlich, daß die Menschen heute wesentlich älter werden und das Pankreaskarzinom daher häufiger diagnostiziert wird. Veränderte Umwelteinflüsse und Gewohnheiten, wie z. B. das Rauchen, aber auch der vermehrte Einsatz von Insektiziden und Pestiziden, Nahrungskonservierungsstoffen und anderen Zusatzmitteln werden ebenfalls als mögliche Ursachen diskutiert. Einige Beobachtungen sprechen für einen Zusammenhang mit der Ernährung. Auffällig ist nämlich, daß in Ländern mit hohem Fett und Eiweißverzehr der Bauchspeicheldrüsenkrebs sehr viel häufiger ist als in Ländern mit vorwiegend vegetarischer Ernährung.

## 7. Steigt das Erkrankungsrisiko mit dem Alter?

Das Krebsrisiko steigt nach dem 50. Lebensjahr kontinuierlich an. Jüngere Menschen erkranken selten. Die zu Krebs führenden Einflüsse müssen offensichtlich sehr lange einwirken, bis es zum Ausbruch der Erkrankung kommt. Man schätzt die Latenzzeit auf mindestens 20 bis 40 Jahre. Hiermit erklärt man, daß das Durchschnittsalter der Erkrankten zwischen 60 und 75 Jahren liegt.

## 8. Welche Risikofaktoren gibt es?

Allgemein geht man beim Bauchspeicheldrüsenkrebs von einer multifaktoriellen Genese aus. Hierunter ist zu verstehen, daß mehrere krebsfördernde Einwirkungen bestehen müssen, bevor es schließlich zum Ausbruch der Krebserkrankung kommt (Mehrschritt-Hypothese).

*Tabelle 1.6:* Gesicherte und vermutete Risikofaktoren für das spätere Auftreten einer Pankreaskrebserkrankung

- Alter (gesichert): Je älter die Menschen, desto größer ist das Erkrankungsrisiko.
- Farbige sind wesentlich gefährdeter als Weiße.
- familiäre Disposition (gesichert).
- Geschlecht (gesichert): Das männliche Geschlecht ist stärker gefährdet als das weibliche Geschlecht.
- Raucher (gesichert): Raucher haben ein mindestens dreimal so hohes Erkrankungsrisiko wie Nichtraucher.
- vererbbare Krankheitssyndrome (gesichert)
- Diabetes (nicht gesichert): Die Tatsache, daß es bei vielen Patienten einige Wochen/Monate/Jahre vorher zu einer Zuckerkrankheit gekommen ist, wird von vielen eher als ein Frühsymptom als ein Risikofaktor angesehen.
- intensive DDT- und Ethylenexposition, Nitrosamine (gesichert)
- Beta-Naphthylaminexposition (gesichert)
- Chronische Bauchspeicheldrüsenentzündung (nicht gesichert): Lediglich die vererbbare chronische Entzündung gilt als gesicherter Risikofaktor.
- Alkoholmißbrauch (nicht gesichert)
- Kaffee (nicht gesichert)
- Hoher Fleisch- und Fettkonsum bzw. geringer Verzehr von Obst und Gemüse, cholesterinreiche Kost, hochkalorische Ernährung (nicht gesichert)
- Gallensteinkrankheit? (nicht gesichert)

## 9. Gibt es ein geographisch unterschiedlich hohes Erkrankungsrisiko?

In den westlichen Ländern mit hohem Lebensstandard (und hochkalorischer, fett- und eiweißreicher Ernährung) ist das Erkrankungsrisiko wesentlich höher als in Asien (fettarme und kohlenhydratreiche Ernährung).
In den USA erkranken Farbige wesentlich häufiger als Weiße. Andererseits wird das Pankreaskarzinom relativ selten bei Afrikanern dunkler Hautfarbe beobachtet.
In Südamerika und in Japan gilt der Bauchspeicheldrüsenkrebs als eine relativ seltene Krebserkrankung. Interessanterweise wird das Pankreaskarzinom bei den in die USA ausgewanderten Japanern nicht nur häufiger als bei ihren in Japan lebenden Landsleuten beobachtet, sondern es wird bei ihnen auch häufiger als bei weißen Amerikanern diagnostiziert. Eine Erklärung hierfür hat man bislang noch nicht gefunden, man vermutet in diesem Fall aber eher Umwelteinflüsse.
Fest steht, daß das Erkrankungsrisiko in Ländern mit hohem Lebensstandard größer ist als in wirtschaftlich weniger begünstigten Regionen. Als gesichert gilt jedoch auch, daß das Erkrankungsrisiko bei Angehörigen aus sozial schwächer gestellten Schichten besonders hoch ist.

## 10. Gibt es Zusammenhänge zwischen seelischer Verfassung und dem Erkrankungsrisiko?

Obwohl die psychische Verfassung immer wieder in Zusammenhang mit dem Ausbruch der Krebserkrankung gebracht wird, gibt es keine wissenschaftlich eindeutigen Aussagen zu dieser Frage.
Über Depressionen, Angst und Schlaflosigkeit klagen Bauchspeicheldrüsenkrebspatienten häufiger als andere Krebspatienten. Bei

10 bis 15 % aller Pankreaskarzinompatienten gehen der Erkrankung depressive Verstimmungen voraus. Besonders häufig sollen
Patienten mit Pankreascorpus- und -schwanzkarzinomen über Depressionen klagen.

## 11. Mein Vater hatte auch Bauchspeicheldrüsenkrebs. Ist Bauchspeicheldrüsenkrebs vererblich? Ist eine vorbeugende Behandlung notwendig und möglich?

Bei etwa jedem 15. Patienten findet sich ein weiterer Familienangehöriger mit diesem Tumor. Man spricht in diesem Fall von einem
familiären Bauchspeicheldrüsenkrebs.
Man schätzt, daß bei etwa 3 bis 5 % aller Pankreaskarzinome eine
vererbbare genetische Prädisposition besteht. Dies bedeutet, daß
von den etwa 10 000 neu diagnostizierten Pankreaskarzinomen
pro Jahr in Deutschland etwa 300 bis 500 Pankreaskarzinomfälle
auf einen vererbbaren Gendefekt zurückzuführen sind.
Die bekannteste familiäre Disposition ist das Peutz-Jeghers Syndrom. Dieses vererbbare Syndrom geht mit einer diffusen Polypen-
bildung einher. Besonders der Dickdarm ist betroffen, wesentlich
seltener die Papille der Bauchspeicheldrüse (Tabelle 1.4, S. 20).
Daß Männer wesentlich häufiger als Frauen an Bauchspeicheldrüsenkrebs erkranken, beruht mit großer Wahrscheinlichkeit weniger auf genetischen oder hormonellen Einflüssen als auf dem unterschiedlichen Lebensstil (z. B. gibt es mehr Raucher unter den Män-
nern als unter den Frauen).
Es gibt einige vererbbare Krankheitssyndrome (Tabelle 1.7), die
häufig mit einem Bauchspeicheldrüsenkrebs einhergehen. Sie sind
sehr selten.
Besteht eine familiäre Häufung, so kann man bis jetzt nur zur strik-
ten Reduzierung von Risikofaktoren raten, also nicht zu rauchen,

*Tabelle 1.7:* Vererbbare Syndrome, die häufig mit bösartigen Bauchspeicheldrüsenkrebserkrankungen einhergehen

- chronische hereditäre Pankreatitis
- Peutz-Jeghers Syndrom
- Polyposis coli
- Gardner Syndrom
- Li-Fraumeni Syndrom
- Ataxia teleangiectatica
- Pankreaskarzinom-Melanom-Syndrom
- familiärer Brustkrebs

sich fett- und eiweißarm zu ernähren und Übergewicht zu vermeiden.

Daß beim Pankreaskarzinom häufig chromosomale Veränderungen und atypische Genkonstellationen festgestellt werden, besagt
nichts über die Vererbbarkeit dieser Erkrankung. Einiges spricht
dafür, daß die Chromosomenanomalien nicht die Ursache, sondern die Folge des Tumorleidens sind.

Die Kenntnisse über genetische Einflußfaktoren bei der Krebsentstehung haben in den letzten Jahren erheblich zugenommen. Bei
über 90 % aller Patienten mit Bauchspeicheldrüsenkrebs sind
chromosomale Veränderungen feststellbar. Besonders häufig sind
diejenigen Chromosomen betroffen, auf denen Onko- und Tumorsuppressorgene liegen. Eine große Bedeutung wird Mutationen im
Bereich des K-ras-Onkogens beigemessen. Sie sind ebenso wie die
Mutationen des p53-Tumorsuppressorgens im Gewebe der meisten Pankreaskarzinome nachweisbar.

## 12. Welche Rolle spielt die Immunabwehr bei der Bauchspeicheldrüsenkrebsentstehung?

Zusammenhänge sind vorstellbar, jedoch nicht erwiesen. Wenn überhaupt, dann sind es immunologische Störungen sehr lokaler Art, also beschränkt auf die Zellen der Bauchspeicheldrüse. Es gilt als sehr unwahrscheinlich, daß eine generelle Schwächung des Immunsystems zu solch lokalen Auswirkungen wie der einer Bauchspeicheldrüsenkrebserkrankung führt.

Die lokale Schwächung der Immunabwehr in der Bauchspeicheldrüse kann altersbedingt sein; sie kann auch als Auswirkung einer ständigen Überforderung auftreten. Dies würde das häufigere Vorkommen von bösartigen Tumoren bei Patienten mit einer chronischen Bauchspeicheldrüsenentzündung erklären. Bei dieser Erkrankung findet eine ständige Reizung und eine hierdurch bedingte atypische Vermehrung von Zellen statt.

## 13. Welchen Einfluß hat die Ernährung auf die Entstehung von Bauchspeicheldrüsenkrebs?

Es sprechen viele unabhängig voneinander durchgeführte Untersuchungen dafür, daß die Ernährung ein wichtiger Einflußfaktor ist. Die Ernährung kann sich sowohl fördernd als auch bremsend auf die Karzinomentwicklung auswirken.

Die Untersuchungsergebnisse basieren auf Erkenntnissen aus epidemiologischen Studien, Tierversuchen, Zellkulturen und klinisch-experimentellen Studien. Die meisten Informationen sind jedoch epidemiologischen Ursprungs (Populationsstudien, Fall-Kontroll-Studien, prospektive Kohortenstudien).

Als Risikofaktoren gelten: eine hochkalorische Kost, häufiger Fleischkonsum, eine cholesterinreiche Kost und nitrosaminhaltige Lebensmittel. Die früher geäußerten krebsfördernden Einflüsse von häufigem Kaffeekonsum konnten in späteren Studien nicht bestätigt werden. Zu der besonderen Bedeutung der Ernährung bei Bauchspeicheldrüsenkrebspatienten wird im Kapitel 10 ausführlich Stellung genommen.

## 14. Ich kann es immer noch nicht so recht glauben, daß ich Krebs habe. Ich habe immer gesund gelebt, niemals Beschwerden gehabt, habe immer regelmäßig an den Vorsorgeuntersuchungen teilgenommen und bin schließlich trotzdem an Bauchspeicheldrüsenkrebs erkrankt.

Eine gesunde Lebensweise schützt nicht mit Sicherheit vor Krebs, sondert vermindert lediglich das Risiko und verzögert den Erkrankungszeitpunkt. Auch ist es ein Irrtum zu glauben, daß Vorsorgeuntersuchungen das Krebsrisiko vermindern können. Krebserkrankungen sollen durch die Vorsorgeuntersuchungen lediglich früher erkannt werden, zu einem Zeitpunkt nämlich, zu dem sie noch geheilt werden können.

Eines der Hauptmerkmale der Pankreaskarzinomerkrankung ist, daß sie am Anfang so gut wie keine Beschwerden bereitet. Wenn Beschwerden bestehen, so sind diese meist uncharakteristisch. Dies ist der Hauptgrund dafür, daß die Erkrankung meist zu spät erkannt wird und dann nicht mehr operiert werden kann. Nur 20 % aller Bauchspeicheldrüsenkrebserkrankten können operiert werden.

Kommt es zu so unspezifischen Symptomen wie Blähungen, farblosen stinkenden Fettstühlen, gürtelförmigen Bauchschmerzen, Rückenschmerzen, gelegentlichen Verdauungsbeschwerden, Appetitlosigkeit, Gewichtsabnahme oder auch nur »schlechtem Schlaf«, so ist der Tumor häufig schon fortgeschritten.

Häufig werden die Symptome auch verkannt, und es wird zu wenig an die Möglichkeit eines Pankreaskarzinoms gedacht. Dies betrifft beispielsweise einen Diabetes, der – wenn im höheren Alter auftretend – immer auch an ein beginnendes Pankreaskarzinom denken lassen sollte. Lediglich die periampullären Karzinome (Papillenkarzinome, Tabelle 1.4, S. 20) und die Pankreaskopfkarzinome fallen manchmal frühzeitig durch eine schmerzlose Gelbsucht auf und können so frühzeitig operiert werden. Untersuchungen haben ergeben, daß bei den meisten Patienten die Zeit zwischen Beschwerdebeginn und Diagnose der Krebserkrankung durchschnittlich drei bis sechs Monate beträgt. Das ist zu lang! In dieser Zeit hat sich der Krebs häufig schon über die Drüse hinaus ausgedehnt und nicht selten schon zu Absiedlungen in anderen Organen gebildet.

*15. Bei mir wurde der Krebs zufällig anläßlich einer Routineuntersuchung festgestellt. Glücklicherweise war es ein Frühkarzinom, das vollständig entfernt werden konnte. Wie lange hätte es wohl noch bis zum Beschwerdeeintritt gedauert, wenn ich nicht zufällig die Ultraschalluntersuchung hätte machen lassen? Welche Beschwerden weisen auf einen Bauchspeicheldrüsenkrebs hin?*

Typische Beschwerden für eine Bösartigkeit gibt es nicht; viele Symptome (Tabelle 1.8 und Tabelle 1.9) treten auch bei gutartigen Bauchspeicheldrüsentumoren, bei anderen Darmerkrankungen oder auch einfach nur als Altersbeschwerden auf. Dies ist mit ein Grund, warum der Bauchspeicheldrüsenkrebs häufig so spät erkannt und behandelt wird.
Viele Bauchspeicheldrüsentumoren wachsen zu Beginn offen-

*Tabelle 1.8:* Warnsignale für einen Bauchspeicheldrüsenkrebs

- plötzliches Auftreten einer schmerzlosen Gelbsucht; manchmal verbunden mit hartnäckigem Juckreiz
- plötzliches Auftreten eines insulinpflichtigen Diabetes
- vermehrte Blähungen und heller Stuhl
- unerklärliche Bauchschmerzen, die häufig von der Nahrungsaufnahme unabhängig sind und gürtelförmig oder in den Rücken ausstrahlen
- plötzlich einsetzende Schlaflosigkeit unklarer Ursache
- Venenentzündung und Thrombosen
- unerklärliche Gewichtsabnahme

*Tabelle 1.9:* Die häufigsten Symptome bei Bauchspeicheldrüsenkopfkarzinom

- Appetitlosigkeit und Gewichtsverlust (ca. 80 %), häufiger bei Kopf- und Papillentumoren
- Gelbsucht (ca. 50 bis 80 %), häufiger bei Kopf- und Papillentumoren
- Schmerzen (ca. 40 bis 70 %), häufiger bei Schwanztumoren
- Übelkeit (ca. 20 bis 30 %)
- Durchfall (ca. 20 bis 30 %)
- Fettstuhl (ca. 20 bis 40 %)
- Blähungen (ca. 20 bis 40 %)
- Leistungsabfall (ca. 20 bis 50 %)
- Depressionen (ca. 15 bis 20 %)

sichtlich sehr langsam, andere hingegen sehr schnell. Einige verursachen schon im Frühstadium Beschwerden, wohingegen selbst sehr ausgedehnte Tumoren sich manchmal kaum bemerkbar machen.

Ob und wann es zu Beschwerden kommt, hängt von der Größe,
der Ausdehnung, der Wachstumsgeschwindigkeit und vor allem
der Lokalisation des Tumors ab.
Manche Beschwerden sind durch einen Verschluß der Gallengänge
bzw. durch einen Rückstau und Übertritt der Galle in das Blut bedingt. Diese Beschwerden können schon sehr frühzeitig auftreten,
wenn der Tumor sich an der Papille und im Kopfbereich befindet.
Aus relativem Wohlbefinden tritt dann eine Gelbsucht (Ikterus)
auf. Kopftumoren machen früher Beschwerden und können daher
häufig früher als Schwanztumoren operiert werden.
Bei Tumoren im mittleren und im letzten Drittel der Drüse ist ein
Diabetes wesentlich häufiger, ein Ikterus hingegen ist seltener ein
Frühsymptom. Der Diabetes kann der Krebserkrankung viele Monate, ja sogar ein bis zwei Jahre vorausgehen. Bei einem plötzlich in
fortgeschrittenem Alter auftretenden Diabetes sollte man immer
an die Möglichkeit eines Bauchspeicheldrüsenkrebses denken.
Gelegentlich ist eine chronische Bauchspeicheldrüsenentzündung,
seltener eine akute Bauchspeicheldrüsenentzündung das erste Symptom.
Ich kenne manche Patienten, bei denen der Diabetes oder die
Bauchspeicheldrüsenentzündung dem Ausbruch der Tumorerkrankung lange vorausging und die sehr lange beschwerdefrei blie-
ben, wohingegen andere binnen kurzem wegen eines Darmver-
schlusses, unstillbarer Darmblutungen oder anderer Beschwerden
notoperiert, bestrahlt oder chemotherapiert werden mußten.

## 16. Welche Bedeutung hat die Einteilung in T, N und M (TNM-Klassifikation)?

Sie gibt die Ausbreitung des Tumors wieder (Tabelle 1.10). Neben
der TNM- Klassifikation gibt es auch eine Einteilung in die Stadien
I, II, III, IVA und IVB (Tabelle 1.11). Für den Arzt ist die Kenntnis
des Ausbreitungsstadiums wichtig, da sich hiernach sein Vorgehen

*Tabelle 1.10:* TNM-Klassifikation   der   Karzinomerkrankungen   der
Bauchspeicheldrüse

**T-Stadien (Ausbreitung des Tumors):**
pT1:     Tumor auf die Bauchspeicheldrüse begrenzt
pT1a:   Tumor kleiner als 2 cm, aber noch auf die Bauchspeicheldrüse
        begrenzt
pT1b:   Tumor über 2 cm, aber noch auf die Bauchspeicheldrüse be-
        grenzt
pT2:     begrenzte Ausdehnung über die Bauchspeicheldrüse hinaus, z. B.
        in Zwölffingerdarm, Gallengang oder in das die Bauchspeichel-
        drüse umgebende Gewebe.
pT3:     direkte Ausdehnung des Tumors in die Milz, in den Magen, in
        den Dickdarm oder in die Blutgefäße
**N-Stadien (betroffene Lymphknoten):**
pN0:   kein Befall von Lymphknoten
pN1:   Befall von Lymphknoten
**M-Stadien (Tochtergeschwülste):**
pM0:   keine Leber- oder Fernmetastasen
pM1:   Leber bzw. Fernmetastasen vorhanden

*Tabelle 1.11:* Stadiengruppierung

Stadium I entspricht T1, N0, M0 und T2, N0, M0
Stadium II entspricht T3, N0, M0
Stadium III entspricht jedem T, N1, M0
Stadium IV entspricht jedem T, jedem N, jedem M

bei der Therapie und der Nachsorge richtet. Bei Kenntnis des Ausbreitungsstadiums läßt sich mehr über den weiteren wahrscheinli-
chen Krankheitsverlauf und über die Heilungschancen sagen.

## 17. Auf meinem Entlassungsbericht steht »Pankreaskarzinom pT2, N1, M0, G1, R0«. Was bedeuten diese Zahlen und Buchstaben?

»p« heißt, daß die Klassifizierung nach der Operation erfolgte. »T« bedeutet Tumor, »N« bedeutet regionale Lymphknoten, und »M« steht für Metastasen, also Tochtergeschwülste bzw. Fernmetastasen. Die TNM-Klassifikation beschreibt somit die Ausdehnung des Tumors.

»T2« besagt, daß der Krebs sich schon über die Bauchspeicheldrüse hinaus ausgedehnt hat, z. B. in Zwölffingerdarm, Gallengang oder in das die Bauchspeicheldrüse umgebende Gewebe. »N1« bedeutet, daß die Lymphknoten schon befallen sind. »M0« heißt, daß es noch nicht zu Fernabsiedlungen gekommen ist. »G1« gibt einen Hinweis auf den Reifegrad (Differenzierung) des Tumors (Tabelle 1.12). »G1« weist auf ein gut ausgereiftes, also gut differenziertes Tumorgewebe hin.

Das Fehlen oder Vorhandensein von restlichem Tumorgewebe nach Behandlung wird durch die R-Klassifikation beschrieben. »R0« besagt, daß der Tumor vollständig entfernt werden konnte. T2, N1, M0 entspricht dem Stadium III, da mit Stadium I der isolierte Befall der Drüse bezeichnet würde und Stadium II dann vorläge, wenn die Bauchspeicheldrüse und nahegelegene Organe wie Zwölffingerdarm, Gallengänge, aber nicht Lymphknoten befallen wären.

*Tabelle 1.12:* Feingewebliche Differenzierung des Tumorgewebes (Grading)

G1 gut differenziert
G2 mäßig differenziert
G3 schlecht differenziert
G4 undifferenziert

*Tabelle 1.13:* Die R-Klassifikation

| | |
|---|---|
| RX | Das Vorhandensein von Tumorresten kann nicht beurteilt werden |
| R0 | Kein restliches Tumorgewebe feststellbar |
| R1 | Restliches Tumorgewebe läßt sich nur bei der mikroskopischen Untersuchung feststellen |
| R2 | Restliches Tumorgewebe kann mit dem bloßen Auge festgestellt werden |

Stadium IVB läge bei einem Befall entfernter gelegener Organe wie Leber und/oder Lunge oder Skelett vor.

## 18. Welche Besonderheiten hat das Insulinom?

50 % aller endokrinen Pankreastumoren sind Insulin-produzierende Inselzelltumoren (sogenannte Insulinome). Die meisten sind gutartig. Bei 5 bis 10 % dieser Tumoren kommt es allerdings zu einer Metastasenbildung. Ca. 80 bis 90 % sind auf die Bauchspeicheldrüse begrenzt und bilden nur Insulin.

Im Vordergrund stehen Beschwerden als Folge der häufig drohenden Unterzuckerung (Schwitzen, Zittern, schneller Herzschlag). Verwirrtheitszustände, Merkschwäche, Krämpfe, ja sogar ein Koma können auftreten. Wird der Tumor operativ beseitigt, so verschwinden diese Symptome prompt. Mehr als 70 % der Patienten sind dann für immer von diesem Tumorleiden geheilt.

## 19. Ich verstehe meinen Befundbericht (Entlassungsbericht) nicht.

Jeder Patient hat das grundsätzliche Recht, vom behandelnden Arzt über die Krankheit und ihren Verlauf aufgeklärt zu werden. Da vielen Patienten die für das Verständnis erforderlichen Fachkenntnisse allerdings fehlen, sind sie im direkten Gespräch mit dem Arzt überfordert. Wenn Sie etwas nicht verstehen, fragen Sie ruhig nach. Das Nächstliegende ist, alles für Sie Unklare in dem Arztbrief zu kennzeichnen oder aufzuschreiben und den Arzt um Erklärungen zu bitten. Ärzte können nicht bei jedem Patienten erkennen, wieviel Informationen gewünscht sind. Deswegen ist es günstig, wenn Fragen vorbereitet werden, z. B.:

- zur Lokalisation des Tumors,
- zur Ausdehnung der Erkrankung (Stadium),
- zu Therapiestrategien, therapeutischen Möglichkeiten, Therapieentscheidungen,
- zu Therapienebenwirkungen,
- zu Heilungsaussichten (Prognose),
- zu Auswirkungen der Erkrankung und der Therapie auf Familie, auf Beruf, auf Hobbys etc.

## 20. Warum hat das Pankreaskarzinom eine so schlechte Prognose?

Es gibt nur grobe Anhaltspunkte, die eine Aussage hierzu gestatten. Diese Faktoren nennt man Prognosefaktoren (Tabelle 1.14). Eine relativ gute Prognose haben Patienten mit periampullären Karzinomen. Überhaupt haben Tumoren im Kopfbereich eine bessere Prognose als die Tumoren im Schwanzbereich. So beträgt die 5-Jahres-Überlebenszeit von Patienten mit frühzeitig erkanntem

*Tabelle 1.14:* Prognosefaktoren bei Patienten mit bösartigen Tumoren
der Bauchspeicheldrüse

---

- Tumorausbreitungsstadium (TNM): je ausgedehnter der Tumor, desto schlechter die Überlebenszeiterwartung
- Grading (G): je unreifer das Gewebe, desto schlechter die Überlebenszeiterwartung
- Allgemeinzustand (AZ): je schlechter, desto schlechter die Überlebenszeiterwartung
- Tumormarker (CEA und CA 19–9): je höher diese Blutwerte, desto schlechter die Überlebenszeiterwartung
- Lokalisation: die beste Prognose haben periampulläre Karzinome

---

und operiertem Papillenkarzinom 80 bis 90 %. Bei einem Tumordurchmesser unter 2 cm (Frühkarzinom) und ohne Lymphknotenbefall ist die statistische Überlebenserwartung recht gut. Von großer Bedeutung ist die Operabilität. Bei einer R0-Resektion, d. h. einer vollständigen Entfernung der Geschwulst, beträgt die durchschnittliche 5-Jahres-Überlebensrate 22 %. Grundsätzlich haben Operierte eine bessere Prognose als Patienten, die nicht operiert werden können. Auch das Alter spielt eine Rolle; jüngere Patienten haben eine bessere Chance als ältere.

# 2 Welche Therapiemöglichkeiten gibt es?

Fragen zu den verschiedenen Therapien
und deren Wirkung

1. *Es gibt offensichtlich die verschiedensten Therapiemöglichkeiten, angefangen von der Operation über die Strahlen-, Chemo-, Hormon- und Immuntherapie bis hin zur ausschließlichen Überwachung. Nach welchen Kriterien wird eigentlich die Entscheidung für welche Therapie getroffen?*

Eine Krebstherapie, die pauschal bei allen Bauchspeicheldrüsenkrebserkrankungen zu empfehlen ist, gibt es nicht. Was für den einen Patienten gut ist, kann für den anderen schlecht sein. Für jeden Patienten muß individuell das für ihn beste Therapiekonzept erstellt werden. Das ist häufig schwer und bedarf besonderer ärztlicher Kenntnisse und Erfahrung. Häufig wird die einzuschlagende Therapiemodalität interdisziplinär entschieden, d. h., onkologisch erfahrene Ärzte der verschiedenen Therapierichtungen besprechen in einer gemeinsamen Konferenz die für den Patienten jeweils beste Behandlung.

Das von ihnen beschlossene Behandlungskonzept wird hauptsächlich von der Lokalisation, vom Ausbreitungsstadium, vom Reifungsgrad und von der feingeweblichen Form des Tumors bestimmt. Ganz wesentlich beeinflussen auch Zweiterkrankungen, das Alter und die Leistungsfähigkeit des Patienten die Entscheidung.

Grundsätzlich wird man immer zuerst an eine operative Entfernung des Tumors denken, da sie die besten Heilungschancen bietet. Leider ist dies häufig, ja sogar bei der überwiegenden Mehrheit der Patienten, zum Zeitpunkt der Diagnose nicht mehr möglich oder sinnvoll. Dies bedeutet jedoch nicht, daß diese Patienten resignieren müßten und die Medizin keine Waffen gegen das Tumorleiden hätte.

Durch sogenannte Umgehungs- und Umleitungsoperationen bei Belassung des Tumors und der Bauchspeicheldrüse können Beschwerden gelindert und die Überlebenszeit eindrucksvoll verbessert werden. Dazu gehören z. B. die Verlegung und Neueinleitung der Gallenwege in den Darm zur Verhinderung der Gelbsucht (biliodigestive Anastomose), die Schaffung einer neuen Verbindung zwischen Magen und Dünndarm zur Gewährleistung der Speisepassage (Gastroenterostomie) und das Einlegen eines Katheters in den Gallengang zum besseren Gallenfluß (endoskopische Gallengangsdrainage).

Auch verfügt man heute über mehrere beim Bauchspeicheldrüsenkrebs effektive Chemotherapien, die man miteinander kombinieren kann. Mitunter setzen einige Ärzte Zytostatika auch prophylaktisch ein, nämlich dann, wenn eine Tumorausdehnung droht.

Durch die Strahlentherapie kann eine Operationsfähigkeit manchmal herbeigeführt werden, weswegen einige Therapiezentren die Strahlentherapie – ebenso wie die Chemotherapie – der Operation voranstellen. Eine zusätzliche Strahlentherapie, eventuell kombiniert mit einer Chemotherapie, befürwortet man dann, wenn die in der Nähe des Tumors gelegenen Lymphknoten befallen oder besonders gefährdet sind.

Im Gegensatz zur Brustkrebs- oder Prostatakrebserkrankung haben Hormone beim Bauchspeicheldrüsenkrebs bislang wenig Anwendung gefunden, obwohl nach einer Hormontherapie in mehreren Studien eine Hemmung des Tumorwachstums beobachtet wurde. Auf jeden Fall sind Hormone weniger effektiv als die Strahlen-, Chemo- oder Immuntherapie.

Auf die Immuntherapie setzt man große Hoffnungen. Die Tumor-
zentren und Universitäten forschen in diesem Bereich ebenso wie in
der Gentherapie sehr intensiv. Sie soll vorwiegend zur Rückfallpro-
phylaxe eingesetzt werden, denn ein mehr oder weniger großes Risiko einer Wiedererkrankung besteht auch dann, wenn der Chirurg meint, alles Tumorgewebe entfernt zu haben.

## 2. Bei mir wurde ein »Whipple« durchgeführt. Was ist hierunter zu verstehen?

Es handelt sich um das bei Pankreaskopf- und Pankreaskörperkar-
zinomen am häufigsten angewandte Operationsverfahren. Es wird
nicht bei Pankreasschwanzkarzinomen eingesetzt. Bei dieser Operation werden meistens der Bauchspeicheldrüsenkopf, der Zwölf-

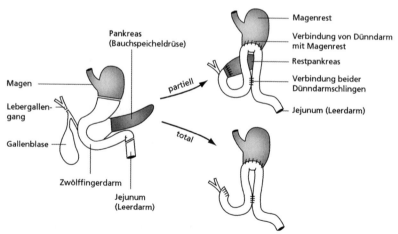

*Abbildung 2.1:* Darstellung der partiellen Pankreatektomie nach
Whipple und Darstellung der totalen Pankreatektomie

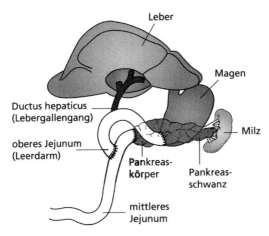

*Abbildung 2.2:* Duodenopankreatektomie: Bauchspeicheldrüsenkopf,
Zwölffingerdarm, ein Teil des Magens, Ductus choledochus und Gallenblase wurden entfernt. Um den Magen-
Darm-Trakt wiederherzustellen, wurde eine mittlere
Schlinge des Leerdarms (Jejunum) mit dem Restmagen
(End-zu-End), dem Ductus hepaticus (End-zu-Seit) und
dem mittleren Jejunum (End-zu-Seit) verbunden. Das
mittlere Jejunum wurde mit der Bauchspeicheldrüse
vernäht, und beide Jejunumteile wurden miteinander
verbunden (End-zu-Seit).

fingerdarm mit Gallenblase und zwei Drittel des Magens entfernt.
Der Pankreasschwanz und ein mehr oder weniger großer Teil des
Körpers bleiben bei dieser Operation erhalten und werden mit dem
restlichen Dünndarm verbunden. Zur Wiederherstellung der Ma-
gen-Darm-Kontinuität wird eine mittlere Jejunum(Leerdarm-)
schlinge mit dem Restmagen verbunden (Abbildungen 2.1 und
2.2). Dieses operative Vorgehen – auch Duodenopankreatektomie
genannt – wurde nach dem Chirurgen Whipple benannt.

Seit der Erstbeschreibung 1935 wurde dieses Verfahren mehrfach modifiziert. So entfernen heute manche Chirurgen bei der Whipple-Operation nicht mehr den Magen. Dadurch soll eine geringere Beschwerdesymptomatik und eine verbesserte Lebensqualität der Operierten ermöglicht werden.

Die Whipplesche Operation ist ein großer Eingriff, der nur von einem erfahrenen Operationsteam durchgeführt werden kann. Ein erfahrener Chirurg benötigt drei bis fünf Stunden; die Komplikationsrate ist relativ hoch.

## 3. Warum entfernt man nicht die gesamte erkrankte Bauchspeicheldrüse (totale Pankreatektomie)?

Dies ist eine sehr aufwendige Operation, bei der die gesamte Bauchspeicheldrüse, die Milz, zwei Drittel des Magens, der Zwölffingerdarm und die Gallenblase entfernt werden.

Wegen der gemeinsamen Blutversorgung entfernt man zusammen mit der Bauchspeicheldrüse die Milz und den Zwölffingerdarm, aus Radikalitätsgründen und zur Verhinderung von Geschwüren einen Teil des Magens und zur Verhinderung von Gallensteinen die Gallenblase.

Früher hat man die totale Pankreatektomie häufiger durchgeführt, weil man sich von diesem operativen Vorgehen ein geringeres Wiedererkrankungsrisiko und somit eine größere Heilungschance erhoffte. Leider hat sich diese Hoffnung nicht erfüllt, weswegen man diese aufwendige Operation heute seltener durchführt, zumal sie mit erheblichen Einbußen der Lebensqualität verbunden ist.

**4. Bei mir wurde eine linksseitige Pankreasteilresektion (kurz Linksresektion oder auch distale Pankreasresektion genannt) durchgeführt. Es soll eine R0-Resektion gewesen sein. Was ist hierunter zu verstehen?**

Sitzt der Tumor im Schwanzbereich, erfolgt eine linksseitige Pankreasteilresektion. Sie ist weniger umfangreich als die Whipplesche Operation. Sie umfaßt neben der Entfernung des Pankreaskörpers und des -schwanzes auch die Entfernung der Milz. Die bei der rechtsseitigen Pankreasteilresektion (auch landläufig Whipplesche Operation genannt) notwendige Entfernung des Bauchspeicheldrüsenkopfes, eines Teils des Zwölffingerdarms und von zwei Dritteln des Magens entfällt somit bei dieser Operation. R0 bedeutet, daß bei der Operation sämtliches sichtbare Tumorgewebe entfernt werden konnte. Wenn nicht alle Tumorherde entfernt werden konnten, spricht man von einer R1-Resektion.

**5. Bei mir wurde eine biliodigestive Anastomose (operative Verbindung zwischen dem Gallengangsystem und dem Darm) angelegt. Es handle sich um eine palliative Maßnahme, erklärte mir der Chefarzt.**

Vorrangiges Ziel von palliativen Eingriffen ist neben der Tumorverkleinerung die Verbesserung der Lebensqualität und die Beschwerdeminderung. Die häufigsten Beschwerden von Pankreaskarzinompatienten sind eine Folge gestörter Passageverhältnisse, so beispielsweise der Gallen- und Bauchspeicheldrüsensäfte. Um den Abfluß der Galle in den Dünndarm zu ermöglichen, legt man

gerne eine biliodigestive Anastomose an, bei der eine neue Verbindung zwischen dem Hauptgallengang und dem Dünndarm hergestellt wird. Ziel ist, daß die Galle ungehindert abfließen kann, um
somit einem Gallestau mit Gelbsucht und häufig quälendem Juck-
reiz vorzubeugen. Es gibt mehrere Varianten einer biliodigestiven Anastomose (z. B.
Cholezysto-Choledocho-Duodenojejunostomie oder Choledocho-
jejunostomie mit ausgeschalteter Dünndarmschlinge nach dem Y-
Roux-Prinzip).

## 6. Bei mir soll ein Stent eingelegt werden. Was ist hierunter zu verstehen?

Hierunter versteht man das Einlegen eines Katheters zur Sicherung
der Durchgängigkeit, in diesem Fall der Durchgängigkeit der Gal-
len-/Bauchspeicheldrüsengänge. Dieser Eingriff kann auf endoskopischem Wege, ja sogar ambulant erfolgen.

## 7. Obwohl bei mir der Tumor nicht vollständig ent- fernt werden konnte und »nur« eine Gastroentero- stomie erfolgte, fühle ich mich sehr gut. Ich kann meinen Hobbys voll nachgehen. Was versteht man unter einer Gastroenerostomie?

Die Gastroenterostomie ist in der Regel ebenso wie die Stentanlage
ein palliativer Eingriff bei einem ausgedehnten Pankreastumor,
wenn Erbrechen und Gewichtsabnahme wegen der Tumorausdehnung auf Magen und Zwölffingerdarm drohen. Bei dieser Operation wird der Zwölffingerdarm von der Speisepassage ausgespart,

und es wird eine zusätzliche Verbindung vom Dünndarm zum Magen hergestellt. Die Speisepassage ist so ungehindert möglich. Gastroenterostomien werden nicht nur bei Tumorbefall, sondern von einigen Chirurgen auch prophylaktisch durchgeführt. Grund ist, daß bei mehr als 15 % aller Patienten früher oder später ein Verschluß des Zwölffingerdarms und/oder des Magens droht.

## 8. Ist eine Krebsoperation in jedem Fall notwendig?

Grundsätzlich bedeutet die radikale Entfernung des Krebsherdes auf operativem Wege zwar nach wie vor die größte Sicherheit, dennoch verzichtet man bei den meisten Patienten auf sie. Mit Umgehungs- und Umleitungsoperationen oder endoskopischen Eingriffen erreicht man häufig eine promptere und langandauerndere Beschwerdefreiheit bei geringerem Nebenwirkungsrisiko als mit der Operation. Die Einbußen der Lebensqualität nach einer Radikaloperation können wesentlich belastender für den Patienten sein als die Beschwerden durch den Tumor selber. Pankreasoperationen gehören mit zu den schwierigsten und langwierigsten operativen Eingriffen. Die Dauer der Operation beträgt nicht selten acht Stunden und mehr.

Manche Tumoren wachsen auch sehr langsam, gehen in ein chronisches Stadium über und verursachen erst relativ spät Beschwerden.

9. *Warum ist keine totale Entfernung der tumorbefallenen Bauchspeicheldrüse möglich?* Man kann
doch heute alle möglichen Organe transplantieren,
bestimmt auch die Bauchspeicheldrüse?

Tatsächlich bereiten Bauchspeicheldrüsentransplantationen heute
technisch keine großen Schwierigkeiten mehr. Dank der Einführung neuer, die Immunabwehr unterdrückender Medikamente
werden solche Transplantationen bei gutartigen Bauchspeichel-
drüsenerkrankungen auch zunehmend erfolgreich durchgeführt.
Bei Tumorerkrankungen hat man mit der kompletten Pankreasent-
fernung und nachfolgender Transplantation allerdings schlechte
Erfahrungen gemacht, da sich der Tumor bei Transplantierten wesentlich häufiger und schneller als bei Nichttransplantierten aus-
breitet. Man vermutet als Ursache die medikamentöse Unterdrük-
kung der Immunabwehr.

10. *Ich bin recht deprimiert, weil ich nicht mehr operiert werden kann.*

Sicherlich bietet eine vollständige Entfernung des Tumors die besten Heilungschancen, jedoch besteht kein Grund zur Verzweif-
lung. Heute gibt es sehr effektive Therapien gegen das Tumorwachstum und gegen die Beschwerden. Durch nicht operative
Maßnahmen kann der Tumor häufig für lange Zeit in ein chronisches und beschwerdefreies Stadium überführt werden.

## 11. *Wann wird eine Strahlentherapie verabreicht? Zu welchem Zeitpunkt sollte die Bestrahlung erfolgen?*

Eine Tumorverkleinerung durch Strahlentherapie ist möglich. Sie wird dann in Betracht gezogen, wenn eine Operation nicht mehr möglich ist, wenn der Tumor Schmerzen oder andere Beschwerden bereitet.

Leider gehört der Bauchspeicheldrüsenkrebs zu den Erkrankungen, die relativ schlecht auf die Strahlentherapie ansprechen. Man muß eine relativ hohe Strahlendosis verabreichen, um eine Tumorverkleinerung zu erreichen. Der Preis ist ein erhöhtes Nebenwirkungsrisiko, zumal in direkter Nähe des Tumors lebenswichtige Organe liegen, die hierdurch geschädigt werden können.

Vom Prinzip her bestehen mehrere Bestrahlungsmöglichkeiten: Die Vorbestrahlung, die Bestrahlung während der Operation am offenen Bauchraum, die Nachbestrahlung und die Kombination mit einer Chemotherapie. Die intraoperative Bestahlung (IORT) mittels Linearbeschleuniger wird in der Regel durch eine zusätzliche Bestrahlung von außen ergänzt.

Die Strahlentherapie wird nicht nur zur Tumorbeseitigung, sondern häufig auch zur Schmerzlinderung eingesetzt. Schon bei geringen Strahlendosen kann es zu einer deutlichen Linderung der Schmerzsymptomatik kommen.

## 12. *Wann wird eine zytostatische Therapie (Chemotherapie) verabreicht?*

Man zieht eine Chemotherapie dann in Erwägung, wenn es entweder schon zu Tumorabsiedlungen in anderen Organe gekommen ist oder wenn der Tumor nicht vollständig entfernt werden konnte. Leider ist die Chemotherapie beim Pankreaskarzinom nicht sehr wirksam. Auch kann es zu Nebenwirkungen kommen. Sie wird daher nur unter bestimmten Voraussetzungen eingesetzt. Die Entscheidung, wer von einer Chemotherapie profitiert und wer nicht, kann nur ein Fachmann treffen.

Als gesichert gilt ein beschwerdelindernder und lebensqualitätsverbessernder Effekt der Chemotherapie. Stehen diese (palliativen) Ziele im Vordergrund der Therapie, so kombiniert man die Chemotherapie gerne mit der Strahlentherapie. Allerdings ist zu beachten, daß einige Zytostatika sich sehr schlecht mit einer gleichzeitigen Strahlentherapie vertragen und die Lebensqualität einschränken können.

Ebenso wie die Strahlentherapie setzt man die Chemotherapie auch zur »Prophylaxe« bei Risikopatienten ein. Risikopatienten nennt man diejenigen, bei denen der Chirurg zwar den Eindruck hat, alles sichtbare Tumorgewebe entfernt zu haben, bei denen jedoch dennoch ein relativ großes Risiko einer Wiedererkrankung besteht. Diese prophylaktische Behandlung nennt man adjuvante Chemotherapie.

In manchen Fällen wird die Chemotherapie schon vor der Operation durchgeführt. Man spricht dann von einer neoadjuvanten Chemotherapie. Ihr Ziel ist es, eine eventuelle Tumorzellverschleppung zu verhindern und/oder die spätere operative Beseitigung des Tumors zu erleichtern. Auch soll durch sie eine frühzeitige Tumorzellverschleppung verhindert werden.

## 13. Wie wirkt die zytostatische Therapie?

Tumorzellen können gezielt durch bestimmte Substanzen in ihrem Wachstum gebremst oder sogar abgetötet werden. Diese Substanzen nennt man Zytostatika. Es sind Zellgifte, die vor allem auf sich teilende Zellen wirken. Sie wirken am intensivsten auf rasch wachsende und sich vermehrende Zellen, zu denen die Krebszellen ja zählen. Auf die wesentlich langsamer wachsenden gesunden Körperzellen können sie allerdings auch einwirken.

Um die Schädigung des gesunden Gewebes möglichst gering zu halten, wird die Wirkung der verabreichten Medikamente immer an der Zahl der weißen Blutkörperchen im Blut gemessen. Sinken sie unter ein Minimum ab, so ist die Behandlung zu unterbrechen. Nebenwirkungen wie Haarausfall und Störungen der Darmschleimhaut bemerken Sie, die Knochenmarkschädigung jedoch nicht. Sinken die Blutzellen unter ein Minimum ab, so ist die Behandlung zu unterbrechen. Um ein effektives Behandlungsergebnis zu erzielen, muß die Chemotherapie in bestimmten Zeitabständen wiederholt werden. Man spricht in diesem Fall von Chemotherapiekursen.

Bei der Behandlung von Bauchspeicheldrüsenkrebspatienten finden sehr unterschiedliche wirkende Zytostatika Anwendung. Mit neuen, erst in den letzten Jahren eingeführten Substanzen kann bei vielen Patienten eine Lebensverlängerung und eine eindeutige Beschwerdelinderung erreicht werden. Die Industrie hat viele Krebsmedikamente in der »Pipeline«, von denen einige schon in klinischen Therapiestudien erprobt, andere noch im Tierversuch getestet werden. Einige von ihnen sind sehr vielversprechend. Die große Hoffnung ist, daß diese neuen Medikamente nicht nur sehr viel wirksamer, sondern auch nebenwirkungsärmer sein werden. Derzeit muß man leider davon ausgehen, daß jede wirksame Chemotherapie auch unangenehme Nebenwirkung hat. Deswegen muß vor einer Therapieeinleitung die Entscheidung für oder gegen eine Chemotherapie von onkologisch erfahrenen Ärzten abgewogen werden.

## 14. Welche Vorteile hat die regionale Chemotherapie?

Bei ihr ist die Wirkung (und auch die Nebenwirkungen) auf eine bestimmte Region beschränkt, so beispielsweise auf die Leber bei Lebermetastasen. Sie ermöglicht eine hohe Zytostatikakonzentration im Bereich der tumorbefallenen Region bei gleichzeitig geringen systemischen Nebenwirkungen.

## 15. Wie wirkt die Immuntherapie?

Wenn man davon ausgeht, daß eine Störung in der Immunabwehr
zum Ausbruch der Krankheit geführt hat, müßte eigentlich von einer Immuntherapie eine positive Wirkung zu erwarten sein. Tatsächlich hat die Immuntherapie jedoch nach wie vor experimentel-
len Charakter. Sie wird nur in Therapiestudien durchgeführt und
hat noch nicht Eingang in die tägliche Praxis gefunden.
Die Immunabwehr ist ein sehr komplexes Geschehen. An ihr sind
Tausende unterschiedlich wirkender Abwehrzellen beteiligt, die
jede für sich mehr oder weniger klar definierte Aufgaben in der Abwehr haben.

Man unterscheidet:
1. Therapien, die die körpereigene Abwehr anregen (Immunsti-
   mulation) oder verändern (Immunmodulation),
2. spezifische Immuntherapien, die die körpereigenen Immunab-
   wehrstoffe ersetzen (Immunsubstitution) und zur Kontrolle der
   immunologischen Abläufe mit Zytokinen dienen,
3. Therapien mit monoklonalen Antikörpern, die ganz spezifisch
   bestimmte Tumorzellen blockieren.

Zu den die Körperabwehr anregenden Therapien ist zu sagen, daß
die körpereigene Abwehr nicht nur von Medikamenten gestärkt
wird, sondern auch von physischen und von psychischen Faktoren
positiv beeinflußt wird.
Es werden von der Industrie zahlreiche Medikamente empfohlen,
die die *unspezifische Immunabwehr* verbessern bzw. körpereigene
Abwehrkräfte aktivieren sollen (Immunstimulanzien oder Immun-
modulatoren). Zu ihnen zählen Mistelextrakte, Enzym- und Thymuspräparate, Schlangengifte, die Sauerstoff-Mehrschritt-Therapie, die Lichttherapie, Symbioselenkung, mikrobiologische Therapien, Vitamine und viele andere mehr. All diese Therapien beruhen
auf weitgehend spekulativen Annahmen, erscheinen aus theoreti-
scher Sicht wenig plausibel und werden von der Schulmedizin nicht
anerkannt. Ihr therapeutischer Nutzen wird kontrovers diskutiert.

Obwohl die Lektine (= Misteltherapie) eine etwas spezifischere Wirkung entfalten, zählen auch sie zu der Gruppe der unspezifisch wirkenden Immunstimulanzien. Zu den *spezifischen Immuntherapien* gehören bestimmte Zytokine, z. B. die Interferone und Interleukine. Hierbei handelt es sich um Botenstoffe, mit denen sich die körpereigenen Abwehrzellen untereinander verständigen. Sie verstärken oder schwächen bestimmte Schritte in der Immunabwehr. In der Therapie des Bauchspeicheldrüsenkrebses haben sie bislang noch keine überzeugenden Ergebnisse gebracht. Da sie mit teilweise erheblichen Nebenwirkungen belastet sind, werden sie nur in größeren Zentren getestet. Mit der Entwicklung genetisch modifizierter Tumorzellvakzine zur Bildung immunstimulatorischer Zytokine und mit dem Einsatz dendritischer Zellen zur Antigenpräsentation stellt die Immuntherapie einen weiteren vielversprechenden Therapieansatz dar. Durch Onkogene wie K-ras und Her2/neu, Muzine sowie onkofetale Proteine besitzt das Pankreaskarzinom ein antigenes Potential, so daß Immunreaktionen ausgelöst werden können.

## 16. Wie wirken Therapien mit monoklonalen Antikörpern?

Krebszellen besitzen an ihrer Oberfläche gewisse Strukturen (Antigene), die nur für sie typisch sind und sie für das körpereigene Abwehrsystem (Abwehrzellen und Antikörper) erkennbar machen. Gelingt es, spezielle Antikörper herzustellen, die sich an diese Antigene anheften, dann sollte es möglich sein, so das körpereigene Abwehrsystem zu aktivieren und die Tumorzellen gezielt anzugreifen. Auf diese Weise würden fast ausschließlich die Krebszellen geschädigt und abgetötet, aber nicht die in ihrer Nachbarschaft liegenden gesunden Zellen. Auch »schlafende« Tumorzellen sollten so für die Therapie erreichbar sein.

An Tumortherapien mit Antikörpern knüpfen sich hohe Erwartungen in der Behandlung des Bauchspeicheldrüsenkrebses. Sie eröffnen wegen ihrer hohen Tumorzellspezifität eine neue therapeutische Perspektive. Die Therapien zeichnen sich durch einen zur Chemo- und Strahlentherapie völlig unterschiedlichen Wirkungsmechanismus aus. Man hofft, daß die Nebenwirkungen geringer sind als bei den klassischen Tumortherapien.

In klinischer Erprobung befinden sich bislang (Stand 2002) einige monoklonale Maus-Mensch-Antikörper, die sich spezifisch an Membranantigene der Bauchspeicheldrüsenkarzinomzellen binden. Die bisherigen Erfahrungen bei einzelnen Patienten mit diesen Antikörpern sind vielversprechend.

## 17. Ist es heute schon möglich, durch Impfung ein Tumorleiden zu beeinflussen (Tumorvakzination)?

Der alte Traum der Immunologen, das Wachstum eines Tumors durch Impfen zu beeinflussen, bleibt nach wie vor ein Traum, obwohl in diesem Bereich nach wie vor mit großem Optimismus geforscht wird.

Die Vorstellung, eigene T-Lymphozyten des Betroffenen gegen den Tumor zu mobilisieren und so Tumorzellen ähnlich wie bei Infektionen durch das eigene Immunsystem zu vernichten, ist Grundlage der Überlegungen und Gegenstand intensiver tumorimmunologischer Forschung. Für den klinischen Alltag sind diese Forschungsansätze noch nicht relevant. Sie sind rein experimenteller Natur.

## 18. Wie ist der derzeitige Stand der Gentherapie? Welchen Stellenwert hat die Gentherapie?

Störungen an den Chromosomen und Genen spielen eine zentrale Rolle bei der Entstehung, bei der Erkennung, bei der Verlaufsbeurteilung und der Prognose bösartiger Erkrankungen, so auch des Pankreaskarzinoms.

Molekularbiologisch gesehen kommt es beim Krebs zu einer Folge von Genveränderungen in den verschiedenen Zellen des Pankreasgewebes. Sie führen zu einem Verlust von tumorzellwachstumshemmenden Genen (Tumorsuppressorgenen) oder zu einer Funktionsverstärkung von Genen mit krebserzeugender Aktivität (Onkogenen).

Es liegt nahe, daß man in der Zukunft auch eine Beeinflussung des Krankheitsverlaufs durch Manipulationen an den Genen zu erreichen versucht. Tatsächlich befaßt sich die forschende Industrie auch intensiv mit diesem Therapieansatz, ohne daß die gewonnenen Erkenntnisse jedoch bislang in die Praxis umgesetzt werden konnten. Eine bei Menschen klinisch erprobte Gentherapie bei Pankreaskarzinomen gibt es noch nicht!

Es gibt mehrere Forschungsansätze, die entweder darauf basieren, genetische Veränderungen an den entarteten Zellen zu korrigieren, oder aber diese Veränderungen therapeutisch zu nutzen. Das Problem dieser Therapien (z. B. Ersatz von Tumorsuppressorgenen, Antisensetechnologie, genetic prodrug activation therapy) besteht bislang insbesondere darin, daß aufgrund der Multiplizität und Vielschichtigkeit der genetischen Störungen einzelne zielorientierte Strategien wirkungslos bleiben, da sie im Optimalfall nur einen einzigen Defekt beheben. In der Regel liegen bei Krebs mehrere Gendefekte vor!

## 19. Ist von einer speziellen Vitamineinnahme bzw. Mineralieneinnahme eine Auswirkung auf das Tumorleiden zu erwarten?

Früher hat man den antioxydativ wirkenden Vitaminen und Selen eine prophylaktische Wirkung zugesprochen, was heute jedoch nicht unumstritten ist! Umstritten ist auch die Rolle von Kalzium und Selen auf das Tumorwachstum. Schädlich sind Vitamine, Kalzium und Selen jedoch nicht, es sei denn, daß sie überdosiert würden. Von der Folinsäure wird ein schützender Effekt bei Zellatypien und Adenomen angenommen. Unbestritten ist allerdings die notwendige Gabe von Vitaminen und Mineralstoffen bei Mangelzuständen. Ein Vitamin- und Mineralienmangel ist bei Patienten mit Bauchspeicheldrüsenkrebs relativ häufig. Viele operierte Patienten benötigen alle zwei bis drei Monate eine Injektion der fettlöslichen Vitamine A, D, E und K sowie des für die Blutbildung notwendigen Vitamins B12. Werden diese Vitamine nicht verabreicht, so können erhebliche Störungen auftreten.

## 20. Ist von einer speziellen Enzymtherapie eine Auswirkung auf das Tumorleiden zu erwarten?

Eine tumorhemmende Wirkung haben die Enzympräparate nicht. Dennoch müssen sehr viele Patienten Verdauungsenzyme einnehmen. Sie sollen jedoch lediglich die Verdauungsenzyme ersetzen, die von der Bauchspeicheldrüse nicht mehr in ausreichender Menge produziert werden und die die Verwertung von Nährstoffen ermöglichen sollen (siehe Kapitel 3 und 7).

## 21. Wie werden bösartige endokrine Tumoren behandelt (Insulinom, Karzinoid, Gastrinom, Glucagonom, Somatostatinom, Vipom)?

Das Wachstum und die Ausbreitung dieser Tumore ist so unterschiedlich, daß sich keine Standards angeben lassen. Selbst ein einzelner Onkologe muß sich diesbezüglich mit Spezialisten über das therapeutische Vorgehen bei diesen seltenen Tumoren beraten. Patienten mit endokrinen Tumoren sollten sich daher in den Spezialsprechstunden von Universitätskliniken behandeln lassen. Grundsätzlich ist bei diesen Tumoren kein so ausgedehntes chirurgisches Vorgehen notwendig. Viele belassen den Tumor sogar, der häufig sehr langsam wächst und keine Beschwerden bereitet. Bei Beschwerden bzw. bei Hormonaktivität hilft häufig Sandostatin®.

## 22. Wie läßt sich überhaupt feststellen, ob eine Therapie wirksam bzw. unwirksam ist?

Neben dem Rückgang der Beschwerden gibt es zahlreiche andere Beurteilungskriterien. Zu ihnen zählen:

- Normalisierung der Blutwerte,
- Verringerung der Tumormarker,
- Verkleinerung der Herde im Ultraschall, Röntgen, in der Computertomographie und anderen bildgebenden Verfahren,
- Verringerung der Blutsenkungsgeschwindigkeit,
- Abnahme der Gelbsucht,
- Verringerung des Bauchumfangs bei Wassersucht (Aszites).

## 23. Kann der Bauchspeicheldrüsenkrebs auch ohne Behandlung zurückgehen?

Spontanremissionen sind zwar sehr selten, können jedoch vorkommen. Gelegentlich beobachtet man eine zeitweilige Verkleinerung und Wachstumsverlangsamung, ja sogar ein Verschwinden von Metastasen.

## 24. Was ist von Naturheilverfahren zu halten?

Die Naturheilverfahren gebrauchen als Heilreize genuine »Naturfaktoren«, also Wärme und Kälte, Licht und Luft, Wasser und Erde, Bewegung und Ruhe, Ernährung und Nahrungsenthaltung, Heilpflanzen und heilsame seelische Einflüsse.
Die Naturheilverfahren haben nichts zu tun mit den vielen »alternativen« oder »unkonventionellen« Heilmethoden, deren Wirkungen ärztlich-empirisch und wissenschaftlich nicht ausreichend belegt sind, dafür aber nicht selten in geradezu marktschreierischer Weise angepriesen werden.
Die in der Naturheilkunde angewendeten Heilmethoden haben in der Krebsbehandlung einen hohen Stellenwert, da sie mit zur körperlichen und seelischen Stabilisierung beitragen können. Grundsätzlich sollte jedoch der behandelnde Arzt um seine Zustimmung für diese Therapien nicht zuletzt auch deswegen gefragt werden, weil im Einzelfall Unverträglichkeiten mit anderen Medikamenten auftreten können. Die Kassen sind im übrigen bei der Frage der Kostenerstattung von Naturheilverfahren im Gegensatz zu den alternativen Heilmethoden in der Regel großzügig.

## 25. Was ist von den alternativmedizinischen Heilmethoden zu erwarten? Wie kann ich als Laie seriöse von weniger seriösen Therapieempfehlungen unterscheiden?

Die Alternativmedizin wird häufig fälschlich mit der Naturheilkunde gleichgesetzt, obwohl sie mit der Natur meist wenig zu tun hat. Der Begriff wird synonym mit vielen anderen Begriffen gebraucht (beispielsweise komplementäre, biologische, Ganzheits-, Erfahrungsmedizin), die Positives suggerieren sollen. Ihre theoretischen Erklärungsansätze beruhen meist auf spekulativen Denkmodellen bzw. unbewiesenen physikalischen Theorien. Dies trifft zum Beispiel auf die Elektroakupunktur nach Voll und auf die Bioresonanztherapie, aber auch auf zahlreiche andere alternativmedizinische Verfahren zu.

Wenn auch manche der in der Alternativmedizin angepriesenen »biologischen Therapien« und »Immuntherapien« eine meßbare Veränderung der Immunabwehrzellen verursachen, so werden doch von den meisten Wissenschaftlern krebshemmende Wirkungen nach solchen »Immuntherapien« angezweifelt. Nicht auszuschließen ist, daß durch diese Immuntherapien nicht nur die positiv, sondern auch die negativ wirkenden Immunzellen angeregt werden können und so der Krankheitsprozeß beschleunigt werden kann.

Da die Wirkungen der alternativen Heilmethoden nicht nachgewiesen sind, da zum Teil auch lebensgefährliche Komplikationen nach ihrer Anwendung auftreten können und da nicht zuletzt auch mit großen Schwierigkeiten bei der Kostenerstattung durch die Kassen gerechnet werden muß, sind alternativmedizinische Behandlungen von Krebspatienten sehr kritisch zu beurteilen.

Naturheilverfahren und »alternative« Therapien sind keinerlei Alternative zu den etablierten schulmedizinischen Standardverfahren!

Für Sie ist es von Fall zu Fall sehr schwierig, die Seriosität einer therapeutischen Empfehlung zu beurteilen. In diesem Fall sollten Sie sich an einen onkologisch erfahrenen Arzt wenden. Auch steht Ihnen bei Fragen der Krebsinformationsdienst in Heidelberg (KID) telefonisch kostenlos zur Verfügung. Der KID ist neutral und vertritt keine wirtschaftlichen Interessen (Adresse siehe Kapitel »Adressen«). Sehr hilfreich sowohl für Betroffene als auch nicht onkologisch spezialisierte Ärzte ist die Dokumentation der »Studiengruppe über Methoden mit unbewiesener Wirksamkeit in der Onkologie«, die von der Schweizerischen Krebsliga herausgegeben wird (siehe Literaturverzeichnis).

Zunehmend machen Betroffene auch von der Möglichkeit Gebrauch, eine »second opinion« bei Onkologen einzuholen (Sicherheit durch die zweite Meinung eines neutralen Spezialisten). Nicht alle Krankenkassen erstatten allerdings die hierbei entstehenden Beratungsgebühren.

## 26. Sind in der biologischen Therapie Fortschritte zu verzeichnen bzw. zu erwarten?

Die meisten von der Industrie derzeitig angebotenen »biologischen Therapien« – häufig auch immunmodulierende Therapien genannt – sind lediglich Zusatztherapien. Viele von ihnen werden weder von der Schulmedizin anerkannt noch von den Kassen bezahlt. In der »biologischen Therapie« tummeln sich besonders viele Scharlatane und Geldmacher! Fragen Sie Ihren Arzt, oder setzen Sie sich mit dem Krebsinformationsdienst (KID, Telefon 0 62 21/41 01 21) in Verbindung, bevor Sie zu unsinnigen, ja möglicherweise sehr teuren und nebenwirkungsreichen biologischen Therapien greifen!

## 27. Wie sieht es mit der Kostenübernahme bei Zusatztherapien und Alternativtherapien aus?

Unter Zusatztherapien versteht man Behandlungsmethoden, die zusätzlich zu den schulmedizinischen Theapien verabreicht werden. Häufig sind es sogenannte biologische Krebstherapien.

*Tabelle 2.1:* Unkonventionelle Therapien (nach Burkhard, B: Begutachtung unkonventioneller Maßnahmen bei malignen Tumorerkrankungen in der gesetzlichen Krankenversicherung. Der Medizinische Sachverständige 95, 4, 110–116 [1999])

**Medikamente**

● Organotherapeutika: Thymusextrakte, NeyTumorin®, Factor AF2
● »Orthomolekulare« und »eumetabolische« Behandlung mit Vitaminen, Mineralien und Spurenelementen
● Pflanzliche Präparate: Mistel, Carnivora VF, Ukrain®
● Enzympräparate: Wobe-Mugos® E, Wobenzym® N
● Präparate aus Mikroorganismen: OKT 432, Jomol®
● Hämocyanin (KLH)

**Methoden**

● Autonome Konzepte: Anthroposophische Medizin, Homöopathie, Makrobiotik
● Krebsdiäten: »Blutreinigung« durch Fasten, Saftkuren, Kräutertees
● Sauerstoff-/Ozontherapien: Sauerstoff-Mehrschritt-Therapie, Hämatogene Oxidationstherapie, Ozontherapie, Oxivenierungstherapie
● Darmsanierung mittels Colon-Hydro-Therapie und mikrobiologischer Therapie (Symbioselenkung)
● Bioelektrische und magnetische Verfahren: Bioresonanz-, Magnetfeld-, Mikrowellentherapie, HF-Pocket
● Wärmeanwendungen: Fiebertherapien, systemische Krebsmehrschritt-Therapie
● Psychologische Ansätze: Visualisierung nach *Simonton*, Geistheilung, »Eiserne Regel des Krebses« nach *Hamer*

Ihre Kostenerstattung wird von Kasse zu Kasse unterschiedlich gehandhabt. Auf jeden Fall muß bei der jeweiligen Krankenkasse vor Einleitung der Therapie ein Antrag auf Kostenübernahme gestellt werden. Für die Krankenkassen ist die Kostenübernahme eine Einzelfallentscheidung.

Die gesetzlichen Krankenkassen verlangen in der Regel den statistischen Nachweis, daß die in Frage kommenden unkonventionellen Therapiemethoden in einer signifikanten Zahl von Fällen erfolgreich waren. Manche Privatkassen und erst recht die Beamtenbeihilfe sind diesbezüglich allerdings großzügiger.

## 28. Woran sind unseriöse Therapieempfehlungen zu erkennen?

Dies ist für Laien häufig sehr schwer. Selbst manche Ärzte vermögen häufig nicht den Wahrheitsgehalt der Versprechungen zu erkennen. Dennoch sollten Betroffene ihren Arzt fragen, wenn in Illustrierten, Fernsehen und Rundfunk oder durch Bekannte Therapie- und Ernährungsempfehlungen gegeben werden. Auch der Krebsinformationsdienst in Heidelberg (Telefon 0 62 21/41 01 21) oder die Schweizerische Krebsliga (Effingerstraße 40, Postfach 82 19, 3001 Bern) erteilen bei Zweifel Auskunft. Von der Schweizerischen Krebsliga gibt es eine ausführliche Dokumentation der Methoden mit unbewiesener Wirksamkeit in der Onkologie (siehe Literaturauswahl).

Seien Sie sehr skeptisch, wenn »alternative« Behandlungen viel Geld kosten, wenn im Rahmen der Behandlung auf geheime Quellen hingewiesen wird, wenn Heilung versprochen wird und wenn man Ihnen den Rat gibt, andere Therapien zugunsten der »alternativen« Behandlung abzubrechen. Sie sollten ebenfalls vorsichtig sein, wenn die Vertreter der Schulmedizin mit weltanschaulichen oder sektiererischen Argumenten angegriffen werden.

Grundsätzlich sollten Sie bei alternativen Therapie- und Diätempfehlungen folgende Fragen stellen:

1. Ist die Methode einzigartig, unverständlich, geheimnisvoll, an bestimmte Orte oder Personen gebunden? (Je geheimnisvoller, desto unwahrscheinlicher ist eine Wirksamkeit!)
2. Soll die Behandlung gegen alle Krebsformen helfen? (Eine universelle, bei allen Tumoren wirksame Therapie gibt es nicht!)
3. Hat die Behandlung überwiegend »Erfolg«, oder sind auch Mißerfolge bekannt? (Falls nur Erfolge versprochen werden, so ist Mißtrauen geboten!)
4. Bekämpfen die Vertreter dieser Therapieempfehlung die »Schulmedizin«? (Angriffe und Verleumdungen ersetzen keine Beweise!)
5. Sind wissenschaftliche Studien zum Wirkungsnachweis bekannt? (Eine fehlende Bereitschaft zum Nachweis der Wirksamkeit ist verdächtig!)
6. Hat die Therapie auch eventuelle Nebenwirkungen? (Eine wirksame Krebstherapie ohne Nebenwirkungen gibt es nicht!)

## 29. Sind in Zukunft weitere Fortschritte in der Krebsdiagnostik und -therapie zu erwarten?

Die diagnostischen Möglichkeiten haben sich in letzter Zeit wesentlich weiterentwickelt. Mittels molekularer Sonden beginnt man seit einigen Jahren, den genetischen Code zu entziffern und zu verändern. In wenigen Jahren wird die Diagnose einer bösartigen Erkrankung voraussichtlich auf der Grundlage genetischer Veränderungen gestellt werden. Diese molekulargenetischen Erkenntnisse werden schon bei anderen Tumoren eingesetzt und sicherlich auch bald bei der Pankreaskarzinomtherapie genutzt werden. Lange gab es neben der Operation und der Chemo-/Strahlentherapie so gut wie keine anderen wirksamen Waffen gegen bösartige

Tumoren. Dies hat sich z. B. durch die Einführung neuerer Immuntherapeutika geändert. Die seit Einführung der monoklonalen Antikörper möglich gewordene Immuntherapie eröffnet optimistische Zukunftsperspektiven.

Die konventionelle Pharmakotherapie wird ergänzt durch Eingriffe an Genen und Schaltstellen der Signalvermittlung. Die bösartige Entartung von Zellen wird durch gezielte immunologische und gentherapeutische Eingriffe korrigiert, und Nebenwirkungen auf gesunde Organe können verhindert werden.

Im Rahmen innovativer Therapiestrategien stellen Angiogenese-, Metalloproteinase- und Farnesyltransferaseinhibitoren, die Blokkade von Wachstumsfaktoren ebenso wie gen- und immuntherapeutische Verfahren vielversprechende und zukunftsweisende Optionen der Pankreaskarzinombehandlung dar.

Große Chancen bestehen nicht nur in der Fortentwicklung effektiverer, risikoadaptierter und nebenwirkungsarmer Therapien, sondern auch in einer zunehmenden Individualisierung der Therapie. Besonders die Fortschritte auf dem Gebiet der Molekularbiologie werden die Erkennung weiterer Prognosefaktoren und damit eine bessere Individualisierung ermöglichen.

## 30. Mein Arzt hat mir die verschiedenen Therapiemöglichkeiten mit all ihren Vor- und Nachteilen erklärt und überläßt mir jetzt die Entscheidung. Ich finde das unfair, denn wie kann ich als Laie überhaupt solch wichtige Entscheidungen treffen?

In der Tat empfinden viele Betroffene so wie Sie die Aufklärungspflicht und den Einbezug in den Entscheidungsprozeß als eine sehr schwere Verantwortung, ja als unangenehme Last. Sie möchten die Entscheidungen nach wie vor dem Fachmann, also dem Arzt überlassen.

Die Gesetzgebung, die Krankenkassen und die öffentliche Meinung denken da jedoch anders. Auch schätzt der Arzt einen gut informierten und aktiven Patienten, der mitdenkt und sich von den Nebenwirkungen nicht überraschen läßt. Eine wirksame Krebstherapie ohne Nebenwirkungen ist nämlich nach wie vor Illusion. Der moderne Onkologe fordert einen Einbezug des Patienten in die Entscheidungsprozesse.

Der Patient ist aufgefordert, sich zu informieren und aufgrund dieser Informationen seine Entscheidungen zu treffen. In der Regel kann der Arzt ihm nämlich nur Therapievorschläge unterbreiten; die Entscheidung trifft letztendlich immer nur der Patient. In Notsituationen bzw. bei Notoperationen ist dies nicht möglich, aber nur selten handelt es sich bei der Operation, der Chemo-, Strahlen- oder Immuntherapie bösartiger Bauchspeicheldrüsenkrebserkrankungen um eine Therapie, die sofort durchgeführt werden muß. In der Regel hat der Patient Zeit, sich über die Vor- und Nachteile einer Behandlung zu informieren.

Wenn Sie eine Therapientscheidung treffen müssen, gilt als erste Regel, innezuhalten und nachzudenken. Sie können und sollten gegebenenfalls eine weitere (fachliche) Meinung einholen. Ein guter Arzt ist Ihnen deswegen nicht böse!

Vor der Entscheidung über das einzuschlagende Behandlungsverfahren sollten Sie zunächst Klarheit über die Zielsetzung erlangen.

Eine Zielsetzung kann die einer endgültigen Heilung sein, eine andere die einer Überführung der Akutkrankheit in eine chronische Phase oder die einer Symptomlinderung und einer Lebensqualitätsverbesserung etc.

Sie sollten den Arzt auch danach fragen, welche Konsequenzen die Therapie für Ihren täglichen Lebensablauf hat (siehe Tabellen 2.2, 2.3 und 2.4).

*Tabelle 2.2:* Fragen zur Erkrankung und zu den Therapien

- Wie lautet der medizinische Fachausdruck für meine Erkrankung?
- Ist diese Erkrankung heilbar?
- Wie kann man meine Erkrankung behandeln?
- Gibt es mehrere Therapiemöglichkeiten (Strahlentherapie, Chemotherapie, Immuntherapie)?
- Wie hoch ist der Prozentsatz derer, die von dieser Therapie profitieren (z. B. 25, 50, 75 %)?
- Wie groß ist die Heilungswahrscheinlichkeit?
- Wenn keine Heilung zu erwarten ist, kann die Therapie mein Leben verlängern (um Monate oder Jahre)?
- Welche Komplikationen können bei der Therapie jetzt und später auftreten?
- Werden die Therapien von der Kasse bezahlt?
- Wie lange muß ich die Behandlung durchführen?
- Was geschieht, wenn ich mich überhaupt nicht behandeln lasse?
- Kann ich mit anderen Patienten sprechen, die die gleiche Erkrankung haben und die gleiche Behandlung erhalten?
- Was kann ich selbst tun, um den Behandlungserfolg zu unterstützen?
- Sind Wechselwirkungen mit anderen Medikamenten zu erwarten?

*Tabelle 2.3:* Fragen zur Strahlentherapie

- Welcher Bereich des Körpers soll bestrahlt werden?
- Wie lange wird die Behandlung dauern?
- Wie häufig werden die Bestrahlungen durchgeführt?
- Welche akuten und späten Nebenwirkungen und Schäden können auftreten?
- Was kann ich selber tun, um die Nebenwirkungen und Schäden zu lindern?
- Was passiert, wenn ich keine Strahlentherapie machen lasse?

*Tabelle 2.4:* Fragen zur Chemotherapie

- Wie viele Therapiezyklen sind geplant?
- Wie lange wird jeder einzelne Zyklus dauern?
- In welchem zeitlichen Abstand müssen die Chemotherapien durchgeführt werden?
- Kann die Therapie auch ambulant durchgeführt werden?
- Kann ich während der Therapietage meinen Alltagsbeschäftigungen nachgehen?
- Wie steht es mit Arbeiten, Sport, Sexualität?
- Welche Nebenwirkungen und Komplikationen können während und nach der Chemotherapie auftreten?
- Gibt es Medikamente gegen die Nebenwirkungen?
- Was kann ich selber tun, um die Nebenwirkungen zu reduzieren und den Heilerfolg zu verbessern?
- Werde ich meinen Beruf weiter ausüben können?
- Werde ich weiter meinen Hobbys nachgehen können?
- Kann ich verreisen und wenn ja, wohin? Welche Einschränkungen bestehen?
- Was kommt auf meine Angehörigen zu?

## 31. Mein Arzt bittet um meine Zustimmung zu einer Therapiestudie? Ich zögere, da ich mich nicht als Versuchskaninchen fühlen möchte.

Ich verstehe Ihre Zurückhaltung, rate Ihnen aber aus mehreren Gründen, diese Vorurteile nicht zur Grundlage Ihrer Entscheidung zu machen:
Zwar wurden in den letzten Jahren beträchtliche Fortschritte in der Karzinomtherapie erzielt, aber dennoch bleibt die Tumorerkrankung eine schwere Erkrankung, von der nicht alle geheilt werden können. Neuartige Therapien und Therapiekombinationen

müssen entwickelt und ihre Wirkung im Rahmen von Studien
überprüft werden. Die Teilnehmer an Therapiestudien sind die ersten, die von neuen Behandlungsmodalitäten profitieren.
Eine Therapiestudie darf vom Gesetzgeber her nur dann durchgeführt werden, wenn eine Ethikkommission ihre Zustimmung er-
teilt hat. Diese Ethikkomissionen folgen in Deutschland extrem
strengen Richtlinien und erlauben eine Therapiestudie nur dann,
wenn sie tatsächlich eine Verbesserung gegenüber der traditionel-
len Therapie verspricht. Sie sind also kein Versuchskaninchen.
Erfahrungsgemäß werden Patienten innerhalb einer Studie auf-
merksamer und intensiver betreut als gewöhnliche Patienten. Auf
Kongressen wird immer wieder berichtet, daß die Teilnahme an
klinischen Studien nicht nur dem wissenschaftlichen Fortschritt
diene, sondern auch für die Patienten einen bedeutenden progno-
stischen Vorteil böte. Die Beobachtung, daß Teilnehmer an einer
Studie gegenüber den anderen Patienten einen klaren Überlebens-
vorteil hätten, soll u. a. auf der besseren Qualitätskontrolle, der
engmaschigeren Überwachung und auf der Erfahrung beruhen,
daß bei einem Fortschreiten des Tumors schneller andere Therapiemöglichkeiten genutzt würden.
Das Wissen vieler Spezialisten fließt ein, um Therapiestudien zu gestalten, auszuwerten und zu begleiten. Die Therapie, die Sie erhalten, richtet sich immer nach den neuesten wissenschaftlichen Erkenntnissen.
Die Deutsche Krebshilfe hat zur Problematik und Notwendigkeit
von Therapiestudien eine Informationsbroschüre erstellt, die Sie
bei der Deutschen Krebshilfe kostenlos abrufen können (Adresse
siehe Kapitel »Adressen«).

## 32. Entstehen mir Nachteile, wenn ich meine Teilnahme an einer Studie verweigere? Kann ich meine Teilnahmeerklärung später widerrufen?

Die Teilnahme an Studien ist strikt freiwillig. Wenn Sie Ihre Teilnahme verweigern, haben Sie dennoch einen Anspruch auf die derzeit beste Behandlung. Ohne Ihre schriftlich erklärte Zustimmung und ohne vorherige ausführliche Aufklärung darf keine Studie durchgeführt werden. Sie können jederzeit Ihre Zustimmung rückgängig machen und die Studientherapie abbrechen. Ihnen dürfen hieraus keinerlei Nachteile erwachsen, und Sie haben nach wie vor Anspruch auf die bestmögliche Standardtherapie.

## 33. Ich möchte an einer Therapiestudie teilnehmen. An wen muß ich mich wenden?

Besprechen Sie Ihren Wunsch bzw. Ihr Einverständnis am besten mit Ihrem behandelnden Arzt. Sie sollten mit ihm folgende Fragen besprechen:

- Was ist das Studienziel? (Das Studienziel muß nicht unbedingt in einer Verlängerung der Überlebenszeit bestehen, sondern kann auch eine Lebensqualitätsverbesserung zum Beispiel in Form geringerer Nebenwirkungen zum Ziel haben.)
- Welche Behandlungen und diagnostischen Tests beinhaltet die Studie? (Manchmal sind es nur diagnostische Tests, die allerdings auch sehr belastend sein können.)
- Welche Vor- und welche Nachteile hat die Studientherapie im Vergleich zur Standardtherapie? (Nachteilig können zum Beispiel häufigere Arztbesuche sein.)
- Wie wird die Studie den Tagesablauf des Erkrankten beeinflussen? (Bei manchen Studien ist mit einer verlängerten Krankenhausaufenthaltsdauer zu rechnen.)

- Welche Nebenwirkungen können auftreten? (Nicht zu vergessen ist, daß bei Standardtherapien ebenfalls Nebenwirkungen auftreten.)
- Wie lange dauert die Studie?
- Wird die Studie stationär oder ambulant durchgeführt?
- Welche Kosten entstehen für den Betroffenen?
- Besteht eine Haftpflichtversicherung, falls es zu unerwünschten Nebenwirkungen und Komplikationen kommt?
- Ist die Studie mit Langzeitbeobachtungen und Untersuchungen verbunden?
- Gibt es im gegebenen Fall eine Verdienstausfallentschädigung?

## 34. Ich werde von allen Seiten mit »guten Ratschlägen« bedrängt. Sie sind sicherlich alle gut gemeint, aber manchmal widersprechen sie sich.

So wie Ihnen geht es leider sehr vielen. Welcher Betroffene hat denn wirklich die Erfahrungen und das notwendige Wissen, um alle medizinischen und nichtmedizinischen Probleme zu kennen? Liegt nicht auch bei jedem Betroffenen die Problematik anders?
Für Sie gilt der Grundsatz, eine klare Linie zu verfolgen und den Empfehlungen des Arztes Ihres Vertrauens zu folgen. Lassen Sie sich nicht in die Auseinandersetzungen um »Schulmedizin – Naturheilverfahren« und damit in Konflikte hineinzerren! Mißtrauen Sie grundsätzlich all denjenigen, die Patentrezepte anbieten! Gerade in der Krebsheilkunde gibt es keine Patentrezepte.
Lassen Sie sich nicht von ungeprüften, fragwürdigen Methoden und »Heilern« verführen. Besprechen Sie mit Ihrem Arzt sachlich diese Angebote! Informieren Sie sich eingehend über die schulmedizinischen Therapien und Möglichkeiten! Die »Schulmedizin« eröffnet heute Möglichkeiten, die vor wenigen Jahren noch undenkbar waren.

## 35. *Zu Hause bedrängen mich viele Fragen, die ich dann beim Arztbesuch bzw. bei der Arztvisite vergessen habe. Auch hat der Arzt ja immer nur begrenzt Zeit für mich übrig, weswegen ich ihn mit meinen Fragen nicht aufhalten möchte.*

Niemand, erst recht nicht Ihr Arzt, nimmt es Ihnen übel, wenn Sie sich die Sie bedrängenden Fragen auf einem Merkzettel notieren. Dem Arzt sind gezielte Fragen sehr viel lieber, als wenn er diese von sich aus ansprechen müßte. Eine Auswahl häufig gestellter Fragen finden Sie in den Tabellen 2.2, 2.3 und 2.4 (S. 64 und 65). Suchen Sie sich die Fragen aus, die auf Sie zutreffen und auf die Sie eine Antwort haben möchten!

## 36. *Mein Arzt sagt, ich dürfe sehr optimistisch sein. Mein Krebsleiden spricht nämlich sehr gut auf die Therapie an. Mir ist dies unverständlich, denn ich fühle mich seit der Therapie eher schlechter. Auch gibt es überhaupt keine sichtbaren Zeichen, die auf eine Verkleinerung oder gar auf ein Verschwinden der Erkrankung hinweisen könnten.*

Die Ärzte können heute aufgrund sehr genauer Blutanalysen frühzeitig sagen, ob die Therapie anschlägt oder nicht. Ihr Befinden muß sich nämlich nicht immer parallel zum Therapieerfolg verändern, ja häufig wird es durch die Therapie zunächst durchaus negativ beeinflußt. So vermuten viele Patienten oftmals fälschlich, daß sich hinter einer Gewichtsabnahme eine negative Entwicklung verberge. Dabei kann es sich aber auch um kurzfristige Nebenwirkungen einer Therapie handeln, die später durch den Therapieerfolg

mehr als ausgeglichen werden. Wirksame Therapien ohne Nebenwirkungen sind nach wie vor ein unerfüllter Traum.
Wesentlich genauer als Befindlichkeit, Schmerzen oder Gewichtsveränderungen können die Nachsorgeuntersuchungen Auskunft
darüber geben, ob die Therapie anschlägt, ob eine Weiterführung
der Behandlung anzuraten ist oder ob die Therapie abgebrochen
oder gewechselt werden sollte.

# 3 Welche Störungen, Beschwerden und Komplikationen können nach der Operation auftreten?

**Fragen zur Vorbeugung und Behandlung von operationsbedingten Störungen**

Krebstherapien, die nur Positives bewirken, gibt es nicht. Gleichgültig ob Operation, Chemo-, Strahlen- oder Immuntherapie, sie alle haben auch unerwünschte Nebenwirkungen. Häufig lassen sich diese Nebenwirkungen nicht vom Einfluß anderer Vor- und Begleiterkrankungen unterscheiden. Noch schwerer kann es sein, eventuelle Beschwerden der Operation, der Strahlentherapie oder der Chemotherapie zuzuordnen.

Auch nach einer totalen oder teilweisen Entfernung der Bauchspeicheldrüse ist ein lebenswertes Leben möglich; dies allerdings häufig nur mit mehr oder minder großen Einschränkungen. Im folgenden werden einige der unerwünschten Einschränkungen nach Tumortherapien erwähnt und kommentiert (siehe auch Tabelle 3.1). Wenn auch viele dieser Störungen nicht auftreten müssen, so sollten Betroffene und Angehörige doch von dem Risiko wissen. Je besser der Kranke und seine Angehörigen über die Krankheit, über die Therapie und die möglichen Therapiekomplikationen informiert sind, um so eher lassen sich diese Komplikationen verhindern oder zumindest lindern.

*Tabelle 3.1:* Funktionsstörungen nach Pankreasresektionen

| | |
|---|---|
| **Verdauungsenzyme** ↓ = exkretorische Insuffizienz | **Insulin** ↓ = inkretorische Insuffizienz |
| **Verdauungsbeschwerden** Völlegefühl Blähungen Stuhlvolumen ↑ Stuhlfett ↑ | **Diabetes Mellitus** Durst ↑ Urinausscheidung ↑ Blutzucker ↑ Urinzucker ↑ |
| **Körpergewicht** ↓ | Leistungsfähigkeit ↓ |
| **Elektrolytstörungen** Kalzium Eisen | Körpergewicht ↓ Infektanfälligkeit ↑ Diabetisches Koma |
| **Hypo-/Avitaminosen** Vitamin A (Nachtblindheit) Vitamin K (Blutungsneigung) Vitamin D (Hypokalziämie, Osteopathien) Vitamin $B_{12}$ (Anämie) | **Hypoglykämischer Schock** **Spätkomplikationen** Angiopathie Nephropathie Neuropathie |
| **Metabolische Osteopathien** Osteoporose/Osteomalazie | |

## 1. Mit welchen Störungen muß man nach einer totalen Entfernung der Bauchspeicheldrüse (totale Pankreatektomie) rechnen, und was kann man gegen diese Beschwerden tun?

Immer kommt es zu einem insulinbedürftigen Diabetes, da sämtliche insulin- und glukagonbildenden Zellen entfernt worden sind. Pankreatektomierte Patienten sind in hohem Maße insulinempfindlich. Die Blutzuckerregulation ist bei ihnen gestört, da nicht nur das blutzuckersenkende (Insulin), sondern auch das blutzuckersteigernde Hormon (Glukagon) fehlt. Schon kleinste Mengen von Insulin führen zu einem prompten und anhaltenden Abfall des Blutzuckerspiegels, weswegen zur Vermeidung einer Unterzuckerung (Hypoglykämie) nur relativ geringe Insulineinheiten verabreicht werden. Der Grundbedarf an Insulin ist nach unseren Erfahrungen mit durchschnittlich 27 IE pro Tag deutlich geringer als bei gesunden Menschen mit ca. 40 IE. Die Unterzuckerung ist bei diesen Patienten wesentlich gefährlicher als die Überzuckerung. Total Pankreatektomierte müssen daher immer Traubenzucker und Zwieback in Griffnähe haben, da sie immer mit einer Unterzuckerung rechnen und diese ausgleichen müssen.

Meist geben sich die Ärzte in den ersten Monaten nach der Operation mit einem erhöhten Blutzuckerspiegel zufrieden, da die Gefahr der Unterzuckerung größer als die einer Überzuckerung ist. Spätkomplikationen des Diabetes an Blutgefäßen, Nieren oder Augen werden bei total pankreatektomierten Patienten trotz des häufig erhöhten Blutzuckerspiegels relativ selten beobachtet. Bei Infekten und Streß muß häufig eine Korrektur der Insulindosis erfolgen, da die Gefahr einer Entgleisung des Blutzuckerspiegels besonders hoch ist. Sehr wichtig ist, daß Pankreatektomierte die Symptome der Unter- und Überzuckerung kennen und selber die Höhe des Blutzuckerspiegels bestimmen lernen. Der Blutzuckertagesspiegel muß mehrfach täglich gemessen werden, und die Insulinmenge muß ständig neu angepaßt werden. Im Handel gibt es leicht zu bedienende Zuckermeßgeräte, deren Kosten die meisten Krankenkassen erstatten.

In den Rehakliniken werden Diabetiker im allgemeinen sehr sorgfältig geschult, ihren Blutzucker exakt zu bestimmen und sich entsprechend zu verhalten.

Neben den endokrinen Funktionsstörungen treten zwangsläufig auch Auswirkungen des exokrinen Enzymmangels auf. Sie können jedoch auf ein Minimum reduziert werden, wenn Bauchspeicheldrüsenfermente gegeben und regelmäßig fettlösliche Vitamine gespritzt werden.

Da die Fette unzureichend aufgenommen werden, jedoch manche Vitamine nur gemeinsam mit Fett vom Darm aufgenommen und

*Tabelle 3.2:* Lebensnotwendige Therapien für total Pankreatektomierte

● Insulinsubstitution

● komplette Enzymsubstitution

● Ersatz des sichtbaren Speisefetts durch mittelkettige Triglyzeride

● monatliche Injektionen der fettlöslichen Vitamine

● monatliche Injektionen von Vitamin B12

● Gabe von Kalzium, Magnesium und Eisen (nach Bedarf)

verarbeitet werden, drohen Vitaminmangelstörungen, es sei denn, daß die fettlöslichen Vitamine A, D, E und K regelmäßig zugeführt werden. Andere wichtige Nahrungsbestandteile wie Kalzium, Magnesium oder Eisen können dem Organismus verlorengehen. Auswirkungen auf den Knochenstoffwechsel als Folge des Vitamin-D- und Kalziummangels müssen deshalb beobachtet und behandelt werden. Wadenkrämpfe entstehen nicht selten wegen des Magnesiummangels. Auf sie muß bei der Ernährung Rücksicht genommen werden.

Ebenso wie bei der Whipple-Operation werden bei einer totalen Entfernung der Bauchspeicheldrüse zwei Drittel des Magens, der Zwölffingerdarm und die Gallenblase entfernt, und der Gallengang wird in eine andere Dünndarmschlinge neu eingepflanzt. Viele Beschwerden der total Pankreatektomierten lassen sich hiermit erklären.

## 2. Mit welchen Störungen ist nach einer teilweisen Bauchspeicheldrüsenentfernung (Whipplesche Operation) zu rechnen, und was kann man prophylaktisch gegen sie tun?

In der Regel werden bei der Whippleschen Operation nicht nur der Pankreaskopf und ein mehr oder minder großer Teil des Bauchspeicheldrüsenkörpers, sondern auch zwei Drittel des Magens mit dem Magenschließmuskel (Pylorus) entfernt. Es gibt jedoch auch »modifizierte« Whipple-Operationen, bei denen der Magen mit dem Magenschließmuskel erhalten bleibt. Grundsätzlich wird die Verbindung vom Magen zum Dünndarm unterbrochen und die Mündung des Bauchspeicheldrüsengangs und der Gallengänge vom Zwölffingerdarm weg in einen anderen Teil des Dünndarms, in den Leerdarm (Jejunum), verlegt. Diese anatomischen und funktionellen Veränderungen sind die Ursache vieler Beschwerden. Einige Störungen hängen mit dem *Mangel an Verdauungsenzymen* zusammen (Tabelle 3.3), der sowohl absolut als auch relativ sein kann. Absolut deswegen, weil die Enzymproduktion in der verbliebenen Bauchspeicheldrüse unzureichend sein kann, und relativ deswegen, weil es trotz ausreichender Enzymproduktion nicht zu einer ausreichenden Durchmischung des Speisebreis mit Verdauungsenzymen kommt. Grund für den relativen Mangel ist der asynchrone Eintritt des Speisebreis in den Dünndarm nach einer

*Tabelle 3.3:* Symptome bei Mangel an Verdauungsenzymen

- Blähungen
- Durchfall
- Fettstuhl (Fettablagerungen auf dem Stuhl)
- beizender Gestank des Stuhls
- voluminöser und gelblich-weißer Stuhl
- Schmerzen
- Gewichtsverlust

**Whipple-Operation.** Wegen der Entfernung des Magenschließ-
muskels gelangt der Speisebrei schon so früh in den Dünndarm,
daß die Bauchspeicheldrüse mit der Enzymproduktion und -ab-
gabe nicht mehr nachkommt.
Ein *Vitaminmangel,* besonders der fettlöslichen Vitamine, droht.
Grund ist die gestörte Fettverdauung, weswegen die Vitamine A,
D, E und K regelmäßig gespritzt werden müssen.
Wegen der Magenentfernung kann es zu einem Mangel an Vitamin
B12 kommen. Störungen der Blutbildung und Nervenschmerzen
drohen. Vitamin B12 muß daher zusätzlich zu den fettlöslichen
Vitaminen in regelmäßigen Abständen künstlich zugeführt wer-
den. Nach einer »modifizierten«, d. h. magenerhaltenden,
Whipple-Operation ist dies allerdings nicht notwendig.
Die in der Bauchspeicheldrüse produzierten Enzyme sind nicht nur
für die Fett- und Eiweißverdauung verantwortlich, sondern unterstützen auch die Aufspaltung von Kohlenhydraten (Amylasen).
Bauchspeicheldrüsenoperierte klagen deswegen häufig über *Blähungen und Schmerzen,* weil die Nahrung unverdaut in den Dickdarm gelangt, wo sie bakteriell zersetzt wird und wo es zu einer
Gasbildung kommt.
Die bei der Whippleschen Operation übliche teilweise Entfernung
des Magens (partielle Magenresektion) kann zu einem »Früh- und/
oder Spätdumping« (englisch: to dump = hineinplumpsen; Sturzentleerung) führen. Ursache des *Frühdumpings* ist ein überstürzter
Abfluß der Nahrung aus dem Restmagen in den Dünndarm mit
Überdehnung dieser Darmabschnitte. Ursache des *Spätdumpings*
ist eine Regulationsstörung der Insulinausschüttung. Es kommt zu
Symptomen wie Kollapsneigung und Schweißausbrüchen. Bei
strikter Befolgung gewisser Ernährungsrichtlinien können sowohl
Früh- als auch Spätdumpingbeschwerden weitgehend verhindert
werden (Ausführlicheres siehe Kapitel 7).
Der Verlust des Zwölffingerdarms führt zu einer *verminderten
Freisetzung der Hormone Sekretin und Pankreozymin,* die eine Bedeutung bei der Regulation der exokrinen Bauchspeicheldrüsenen-
zyme haben. Erst nach einiger Zeit übernimmt der obere Dünndarm diese Aufgabe des Zwölffingerdarms, weswegen man zumin-

dest in den ersten Monaten nach der Whipple-Operation Verdauungsenzyme gibt. Nicht nur die exokrine, sondern auch die endokrine Bauchspeicheldrüsenfunktion kann gestört sein. Es kann, aber es muß nicht zu einem *Diabetes* kommen.

Ob es nach einer Whipple-Operation zu einem Diabetes kommt, hängt nicht nur davon ab, wieviel von der Bauchspeicheldrüse bzw. wieviel Inselzellen entfernt wurden, sondern auch inwieweit die endokrine Regulation aufgehoben ist. Praktisch kann es wegen der aufgehobenen Regulation schon nach dem Verlust weniger Inselzellen zu einem manifesten Diabetes kommen. Diabetesmedikamente, die oral (durch den Mund) eingenommen werden (Tabletten von Sulfonylharnstoffen bzw. Biguaniden) sind nicht sinnvoll; in der Regel muß Insulin gespritzt werden.

Whipple-Operierte neigen an der Nahtstelle von Restmagen und Dünndarm zu *Entzündungen und Geschwürsbildungen* (Anastomosenulcus), weswegen viele Ärzte ihren Patienten die prophylaktische Einnahme von Säureblockern ($H_2$-Blockern) empfehlen. Grund für das erhöhte Geschwürsrisiko sind die schleimhautschädigenden Säuren und die Galle, die bei fehlendem Magenpförtner ungehindert in den Restmagen zurückfließen. Bei magenerhaltend operierten Patienten empfiehlt sich grundsätzlich die Einnahme säureblockierender Medikamente, da diese Patienten besonders geschwürsgefährdet sind.

Ein weiterer Grund für die prophylaktische Einnahme von Säureblockern ist, daß die Bauchspeicheldrüsenfermente ihr Wirkungsoptimum bei einem pH-Wert von 6 bis 7 haben. Da bei Whipple-Operierten der Magenschließmuskel entfernt wird und so der saure Mageninhalt schnell und ungehindert in den Dünndarm übertritt, ist die Bauchspeicheldrüse häufig mit der Enzymproduktion überfordert und die Durchmischung des Speisebreis mit Bauchspeicheldrüsen- und Gallensäften unzureichend; es sei denn, daß Säureblocker eingenommen werden.

Die operative Verbindung zwischen Dünndarm und verbliebener Bauchspeicheldrüse ist eine empfindliche Stelle, an der es leicht zu Entzündungen *(Restpankreatitis)* und Nahtundichtigkeiten *(Nahtdehiszenzen)* kommt. Glücklicherweise handelt es sich hier um

Frühkomplikationen, die während und kurz nach der Operation, selten jedoch in der späteren Nachbetreuung auftreten.

Gelegentlich kommt es zu einer Enge im Bereich der Verbindung zwischen Magen und Dünndarm, die zu einer *Magenentleerungsstörung* führt. Mitunter entsteht eine solche Enge durch eine narbige Schrumpfung an der Nahtstelle. Sie kann jedoch auch eine funktionelle Folgestörung sein. Aufstoßen, Völlegefühl nach Nahrungsaufnahme und Erbrechen sind typische Symptome, die an eine solche Enge denken lassen sollten. Zur Behebung dieser Komplikation reicht ein endoskopischer Eingriff oder eine Laserung. Häufig kommt es zu einer Magenmuskelschwäche *(Magenatonie)* und zu Passagestörungen des Speisebreis. Sie gehen mit ähnlichen Beschwerden wie bei einer Magenentleerungsstörung einher. Postoperative Magenentleerungsstörungen sind nach magenerhaltenden Whipple-Operationen häufiger (in ca. 30 bis 50 % aller Fälle) als nach einer Standard-Whipple-Operation (in ca. 10 % aller Fälle). Medikamente, die die Magenmotorik anregen, können beschwerdelindernd wirken.

Whipple-Operierte neigen zur Bildung von *Gallensteinen*, weswegen bei der Whippleschen Operation in der Regel prophylaktisch die Gallenblase mitentfernt wird.

Durch die Verlagerung der Gallengänge mit Entfernung der Papille können leicht Keime aus dem Darm in die Gallengänge eindringen und dort Infektionen hervorrufen *(aszendierende Cholangitis)*. Fieberschübe mit Schüttelfrost, Oberbauchschmerzen und Gelbsucht sind typische Symptome. Die Cholangitis muß unverzüglich antibiotisch behandelt werden.

Manche Beschwerden lassen sich darauf zurückführen, daß es im Rahmen der Rekonstruktion von Gallenwegs- und Magen-Darm-Passage zu einer Funktionsbeeinträchtigung einzelner Dünndarmschlingen kommt. Abflußbehinderungen des Sekretes bzw. der in die zuführende Schlinge übergetretenen Nahrung in die abführende Schlinge und damit in den Dünndarm lassen sich hiermit erklären. In diesen »blinden Schlingen« können sich manchmal Bakterien vermehren, die zu Fieberschüben sowie zu Verdauungsbeschwerden führen.

3. *Ist nach einer Pankreasschwanzentfernung (Links-entfernung) mit den gleichen Störungen wie nach einer Pankreaskopfentfernung (Whipple-Opera-tion) zu rechnen?*

Nein, eine Verdauungsschwäche tritt bei derartig operierten Patienten seltener auf, jedoch ist das Risiko eines insulinbedürftigen Diabetes größer, da ein großer Teil der für die Insulinbildung zuständigen Inselzellen verlorengeht.

Bei der Linksentfernung wird häufig gleichzeitig die Milz mitentfernt. Die Milz spielt eine gewisse Rolle in der Immunabwehr des Menschen, weswegen bestimmte Impfungen gegen Pneumokokken und Grippeviren erfolgen müssen. Die Impfungen sollten am besten schon vor der Operation erfolgen, was jedoch in den seltensten Fällen möglich ist. Die Impfungen müssen regelmäßig wiederholt werden.

Weiterhin kann es nach der Milzentfernung zu einem Anstieg der Blutplättchenanzahl kommen. Es ist wichtig, diese anfangs regelmäßig kontrollieren zu lassen, denn bei einem zu hohen Anstieg der Blutplättchenanzahl kann es zu einer Verdickung des Blutes und zu Thrombosen kommen. Unter Umständen sind vorübergehend Blutverdünnungsmedikamente notwendig. Mit der Zeit pendeln sich die Thrombozytenzahlen wieder auf Normwerte ein.

4. *Seit der Whipple-Operation leide ich unter Magenbeschwerden. Was kann ich dagegen tun?*

Bei der Standard-Whipple-Operation werden zwei Drittel des Magens mitentfernt, weswegen es zu »Magenproblemen« unterschiedlichster Art kommen kann.

Ein Problem ist die kürzere Verweildauer des Speisebreis im Magen. Besonders bei fettreicher Kost wirkt sich dies sehr negativ aus.

Bei einer partiellen oder gar kompletten Magenentfernung kann es
zu einer vorschnellen, ja überstürzten Entleerung des Speisebreis
und zu Schmerzen wegen der Überdehnung der Darmwände kommen. Es entstehen Probleme wie beim Frühdumping.

Die rasche und in der Zeiteinheit übersteigerte Aufnahme von Glu-
kose im Dünndarm mit nachfolgender Unterzuckerung kann zu einer plötzlichen Übermüdung, zu Kollapsneigung und zu schnellem
Herzschlag führen (typische Symptome des Spätdumpings).
Verhindert bzw. gelindert werden diese »Magenbeschwerden«,
wenn man langsam ißt, gründlich kaut und eine fettreiche Kost
meidet. Es müssen mehrere, jedoch kleinere Mahlzeiten eingenommen werden. Sehr wichtig ist die Einnahme von Verdauungsenzymen möglichst schon zu Beginn der Mahlzeiteneinnahme (Ausführlicheres zu diesen Beschwerden siehe in Kapitel 7).

## 5. Was ist eine biliodigestive Anastomose? Welche Komplikationen können auftreten, und was kann man gegen sie tun?

Unter einer *biliodigestiven Anastomose* versteht man, wenn die
Einmündung des Gallen-Bauchspeicheldrüsengangs an eine tiefer
gelegene Darmstelle verlegt wird, beispielsweise vom Zwölffingerdarm in den Leerdarm (Jejunum).
Manchmal kann diese neue Verbindung schrumpfen, so daß es zu
einer Einengung des Gallen-Bauchspeicheldrüsengangs mit er-
schwertem Galleabfluß und möglicherweise sogar zu einer Gelbsucht kommt.
Manchmal kann es aber auch zu dem genauen Gegenteil kommen,
nämlich einer zu weiten Öffnung. Wenn Luft durch diese weite
Mündung in die Gallengänge gelangt (Aerobilie), so ist das weniger schlimm, als wenn Nahrungsreste oder gar Krankheitskeime
eindringen. Letztere führen zu der gefürchteten Cholangitis (Gal-
lengangsentzündung), die unverzüglich antibiotisch behandelt

werden muß, da ansonsten Leberabszesse drohen. Auch können
sich Gallensteine entwickeln, die dann zu starken Schmerzen führen.
Kolikartige Schmerzen sollten immer an Probleme im Gallen-
gangsbereich denken lassen. Sie verlangen eine baldige diagnostische Abklärung.

## 6. Welche Störungen können nach Anlage einer inneren Gallendrainage auftreten (bilioduodenale Prothese), und was kann man dagegen tun?

Eine solche Prothese wird angelegt, um den Abfluß der Gallen-
Bauchspeicheldrüsensäfte zu gewährleisten. Häufigste Komplikation ist ein Verschluß mit einem Anstau der Galle (Cholestase) und
einem Übertritt der Galle ins Blut sowie eine nachfolgende Gelbsucht. Der Stuhl wird häufig schon vorher grauweiß und der Urin
dunkel.
Das Dunkelwerden des Urins und plötzliche Fieberschübe sind immer ein Warnsignal. Bei diesen Beschwerden sollten Sie unverzüglich den Arzt aufsuchen. Bei einem Verschluß der Prothese kann
diese endoskopisch relativ leicht ausgewechselt werden.

## 7. Seit der Operation leide ich unter starken Blä-hungen, die mitunter sehr schmerzhaft sein können. Was kann man dagegen tun?

Blähungen bei Bauchspeicheldrüsenerkrankten können die unterschiedlichsten Ursache haben. Meist liegt es an einer unzureichenden Durchmischung des Speisebreis mit Verdauungsenzymen. Die
Nahrung wird nicht ausreichend verdaut, und es kommt zu einer

atypischen Keimbesiedlung des Dickdarms und zu einer Gasent-
wicklung. Die Einnahme von Verdauungsenzymen zu jeder Mahlzeit, häufigere und kleinere Mahlzeiten sowie gründliches Kauen verhindern
die Blähneigung und vermindern die Bauchschmerzen. Wichtig ist,
die als blähend empfundenen Nahrungsmittel zu vermeiden.

## 8. In welcher Form und wie lange müssen die Bauch- speicheldrüsenenzyme eingenommen werden? Wie- viel benötigt man davon?

Nach einer totalen Entfernung der Bauchspeicheldrüse müssen die
Enzyme lebenslang eingenommen werden. Bei»Whipple-Operierten« ist die Enzymgabe von der Beschwerdesymptomatik und dem
Ergebnis eines Bauchspeicheldrüsen-Funktionstests abhängig zu
machen. In unserem Hause geben wir auch bei Beschwerdefreiheit
in den ersten Monaten nach der Operation Enzympräparate, um
danach über die weitere Enzymgabe je nach Beschwerden und je
nach laborchemischen Befunden zu entscheiden (Elastase).
In der Regel ist die Gabe von Bauchspeicheldrüsenfermenten nicht
notwendig, wenn der Stuhl eine dunkle Farbe aufweist, der Betroffene nicht unter Durchfall leidet, sein Gewicht konstant bleibt oder
gar ansteigt.
Die Einnahme von Bauchspeicheldrüsenfermenten sollte kurz vor
dem Essen, am besten gleichzeitig mit den ersten Bissen erfolgen.
Werden die Bauchspeicheldrüsenfermente nach dem Essen eingenommen, so ist die Wirkung geringer. Zweckmäßig ist es, wenn die
Enzyme in Form von Granulat eingenommen werden. Das Granulat befindet sich in Kapseln, die leicht aufgebrochen werden können. Geschlossene Kapseln werden wegen der meist fehlenden
Säure nach partiellem Magenverlust nicht aufgelöst, so daß die Enzyme ihre Wirkung gar nicht entfalten können. Nur so ist eine gute
und schnelle Verteilung und Durchmischung der Enzyme gewähr-

leistet. Sollte keine Magenresektion vorgenommen worden sein, brauchen die Kapseln nicht aufgebrochen zu werden, da die Verdauungsenzyme säuregeschützt eingenommen werden müssen. Im Zwölffingerdarm herrscht nach dieser Operationsform im Gegensatz zur klassischen Whipple-Operation ein saures Milieu, da die Magensäureproduktion ja nicht beeinträchtigt ist. Werden allerdings Säureblocker verabreicht, so müssen die Verdauungsenzyme auch in Granulatform eingenommen werden. Typischerweise müssen 2 bis 3 Kapseln zu den Hauptmahlzeiten eingenommen werden und ein bis zwei Kapseln zu den Zwischenmahlzeiten. So werden zwischen 6 bis 12 Kapseln täglich benötigt. Allerdings kann die Anzahl auch bedeutend höher oder niedriger sein, je nach vorhandener Restfunktion der Bauchspeicheldrüse.

## 9. Wie läßt sich überprüfen, ob die Bauchspeicheldrüsenfunktion gestört ist?

Dies merkt der Betroffene am besten an den Beschwerden (Tabelle 3.2, S. 74) und äußerlich an der veränderten Beschaffenheit des Stuhls (Steatorrhoe). Typisch sind eine gelblich bzw. weißlich graue Farbe und ein unangenehmer, starker Geruch.

Die *exokrine* Funktionsfähigkeit kann durch den Arzt über die Stuhlanalyse und die Bestimmung des Stuhlfettes sowie über die Bestimmung eiweißspaltender Enzyme (z. B. Chymotrypsin, Pankreaselastase, Elastase) objektiviert werden.

Die *endokrine Funktionsfähigkeit* ist theoretisch durch den Nachweis der Hormone im Blut möglich, in der Praxis geschieht dies jedoch indirekt über die Messung des Butzuckerspiegels und/oder über die Bestimmung des $HbA_{1c}$. Das $HbA_{1c}$ sollte unter 7,5 % liegen.

## 10. *Ich leide seit der Operation unter Durchfall.*
## *Was kann ich dagegen tun?*

Durchfälle (Diarrhöen) können völlig unterschiedliche Ursachen haben. Eine sehr häufige Ursache ist eine unzureichende Fettverdauung infolge des Enzymmangels. Nach Einnahme von Enzymarzneimitteln zu jeder Mahlzeit in ausreichender Dosierung kommt es meist zu einer prompten Besserung. Die Fettzufuhr sollte nur dann reduziert werden, wenn trotz adäquater Enzymeinnahme Beschwerden bestehenbleiben.

Gelegentlich kann auch eine zu schnelle Umstellung auf MCT-Fette oder auch auf zu grobe Ballaststoffe die Ursache des Durchfalls sein.

Manchmal ist eine Sturzentleerung des Speisebreis in den Dünndarm (Dumping) die Ursache der Beschwerden. Die hierdurch bedingte Überdehnung des Restmagens bzw. der oberen Dünndarmabschnitte führt zu einer reflektorisch verstärkten Aktivität der unteren Darmabschnitte (gastrokolischer Reflex). Therapeutisch ist die Befolgung diätetischer Empfehlungen notwendig.

Ein weiterer Grund kann eine Unverträglichkeit von Milch und Milchspeisen sein, wie sie nach einer Magenoperation nicht selten beobachtet wird. Ursache hierfür ist der Mangel an einem milchzuckerspaltenden Enzym (Laktasemangel). Insbesondere frische Milch wird von diesen Patienten nicht vertragen. Eine milchzuckerarme (laktosearme) Ernährung führt zu einer Besserung. Seit geraumer Zeit sind im Handel Milchsäureenzyme erhältlich (Lactrase®) die man bei Milchunverträglichkeit in Milch, Sahne, Eiscreme, Joghurt und Käse rührt. Betroffene mit Laktasemangel können danach unbeschwert laktosehaltige Nahrungsstoffe genießen (siehe Kapitel 7).

Ein weiterer Grund kann die Entfernung oder Verletzung eines Nervenstrangs (Nervus vagus) bei der Operation sein. Die hierdurch besonders in den ersten Monaten nach der Operation bestehende Durchfallneigung legt sich im allgemeinen spontan. Codeintropfen bzw. Imodium® wirken lindernd.

Gelegentlich kommt es zu einer »bakteriellen Fehlbesiedlung« im Darm. Ist sie die Ursache für den Durchfall, dann sollten spezielle Antibiotika gegeben werden. Unter Umständen muß eine Umwandlungsoperation erfolgen. Manchmal liegt eine krampfartige Übererregbarkeit des Darms vor. In diesem Fall können darmberuhigende Medikamente (z. B. Imodium®) helfen.

## 11. Welche Symptome weisen auf eine Unterzuckerung (Hypoglykämie) hin?

Die in der Tabelle 3.4 aufgezählten Symptome der Unterzuckerung treten nicht alle gleichzeitig auf. Im Zweifelsfall sollten Sie immer den Blutzucker messen. Ein zu niedriger Blutzuckerspiegel ist gefährlich, da das Gehirn nicht genügend Nahrung erhält. Wahrnehmungs- und Konzentrationsstörungen, Verwirrtheit, Bewußtlosigkeit und Krampfanfälle drohen. Bei Unterzuckerung müssen Sie sofort handeln. Die Einnahme aller Getränke und Nahrungsmittel (z. B. Coca-Cola, Traubenzucker, Zwieback), die schnell ins Blut übergehen, sind als Gegenmaßnahme geeignet.

*Tabelle 3.4:* Symptome bei Unterzuckerung

- Schwitzen
- Zittern
- Unruhe
- Hungergefühl
- Sehstörungen
- Konzentrationsstörungen
- Aggressivität
- Sprachstörungen
- Krämpfe
- Bewußtlosigkeit

## 12. Welche Symptome weisen auf eine Überzuckerung hin?

Erste Anzeichen sind neben hohen Blutzuckerwerten Müdigkeit, vermehrter Harnfluß und Durst. Durch die Ausscheidung von großen Harnmengen trocknet der Körper förmlich aus. Vor allem für das Gehirn ist der Flüssigkeitsverlust bedrohlich. Es kann zu einem »hyperosmolaren Koma« durch Austrocknung kommen. Durch den vermehrten Fettabbau wird der Körper mit Fettabbauprodukten überschwemmt (Ketonkörper). Die Folge hiervon kann ein ketoazidotisches Koma sein. Warnzeichen für eine Ketoazidose sind neben dem deutlich erhöhten Blutzucker vor allem Übelkeit, Erbrechen und Bauchschmerzen. Auffallend ist häufig der typische Acetongeruch der ausgeatmeten Luft.

Blutzuckerbestimmungen geben die Höhe des momentanen Blutzuckerspiegels wieder. Bestimmungen des $HbA_{1c}$-Spiegels sagen hingegen etwas über den langfristigen Blutzuckerspiegel aus. Mindestens viermal im Jahr sollte man den $HbA_{1c}$-Spiegel bestimmen. Der Zielwert sollte unter 7,5 % liegen.

*Tabelle 3.5:* Symptome bei Überzuckerung

- vermehrter Durst
- vermehrter Harnfluß
- Gewichtsverlust

13. *Zwischen meiner Blutzuckerbestimmung und der des Arztes ergab sich eine Differenz, was mich sehr verunsichert.*

Sie sollten sicherheitshalber Ihr Testgerät überprüfen lassen! Testgeräte für die Blutzuckerkontrolle müssen den Anforderungen der Medizin-Geräte-Verordnung entsprechen.
Mögliche Fehlerquellen bei der Durchführung Ihrer Blutzuckerselbstkontrollen sind auszuschließen. Hierzu gehören: Geräteverschmutzung, falsche Codierung, Haltbarkeitsdatum der Teststreifen überschritten, Rückstände von Desinfektions- oder Reinigungsmitteln auf dem Finger, Teststreifen bzw. Sensoren feucht, zu kalt oder überwärmt, zu wenig Blut aufgetragen.
Weiterhin sollten Sie beachten, daß Kapillarblut, das für die Selbstmessung benötigt wird, mehr Blutzucker enthält als venöses Vollblut, das häufig im Labor untersucht wird.

14. *Ich habe Schmerzen und Mißempfindungen an der Narbe.*

Bei der Operation werden zwangsläufig auch Hautnerven durchtrennt. Dies kann zu Mißempfindungen, ja sogar zu Taubheit und eventuell auch zu Schmerzen führen.
Durch therapeutischen Ultraschall können die Schmerzen gelindert werden.

# 4 Welche Störungen, Beschwerden und Komplikationen können bei und nach der Strahlentherapie auftreten?

Fragen zur Vorbeugung und Behandlung möglicher strahlentherapiebedingter Beschwerden

## 1. Welche Nebenwirkungen können im Zusammenhang mit der Bestrahlung auftreten?

Bei sorgfältiger und computergestützter Strahlenplanung und bei Benutzung moderner Strahlengeräte lassen sich unerwünschte Nebenwirkungen in engen Grenzen halten. Moderne Bestrahlungsgeräte verfügen über eine Vielzahl von »Sicherungen«. So gibt das Gerät die Bestrahlung nur dann frei, wenn sämtliche Einzelheiten (z. B. Größe des Feldes, Winkel, Bestrahlungszeiten) genau mit den geplanten und im Computer gespeicherten Daten übereinstimmen. Bereits bei kleinsten Abweichungen »verweigert« das Gerät die Bestrahlung. Somit ist es mit den modernen Geräten nahezu unmöglich, versehentlich falsch zu bestrahlen.

Manche Patienten merken von der Bestrahlung gar nichts, andere machen die Bestrahlung unberechtigterweise verantwortlich für allgemeine Befindlichkeitsstörungen.

Gelegentlich tritt Durchfall auf, der noch einige Wochen bis Monate nach Abschluß der Bestrahlung anhalten kann. Er ist jedoch fast ausnahmslos vorübergehender Natur. Ursache ist vorwiegend eine Reizung der Schleimhaut des Dünndarms und weniger des

Dickdarms. Besondere therapeutische Maßnahmen sind selten notwendig.

Hautreaktionen während der Strahlenbehandlung sind möglich; nur selten entstehen Hautschäden oder gar Strahlengeschwüre. Die Haut bleibt noch lange empfindlich. Besprechen Sie mit Ihrem Arzt, ob Sie während der Bestrahlung duschen und/oder baden dürfen. Im allgemeinen ist das erst einige Zeit nach der Bestrahlung möglich.

Häufig kommt es zu unspezifischen Befindlichkeitsstörungen, wie Müdigkeit, Unlust, aber auch zu Kopfschmerzen und Übelkeit. Diesen Zustand nennen die Ärzte in ihrem Fachjargon »Strahlenkater«. Er wird durch Abbauprodukte der Haut und Gewebereste des Tumors verursacht. Die Strahlentherapeuten empfehlen bei einem strahlenbedingten »Strahlenkater« gerne die Einnahme von Vitaminen, insbesondere von Vitamin A, Vitaminen der B-Gruppe und Vitamin C; manche Ärzte empfehlen Paspertin® Tropfen.

Auch kann die Bildung der roten und weißen Blutzellen zeitweise unterdrückt werden, woraus eine geringere körperliche Belastungsfähigkeit und eine systemische Infektanfälligkeit resultieren können.

Wird die Blutbildung zu stark beeinträchtigt, dann muß die Strahlenbehandlung für einige Zeit unterbrochen oder sogar beendet werden.

*2. Bei mir soll nach der Operation eine Sicherheitsbestrahlung durchgeführt werden. Welche Vorsichtsmaßnahmen muß ich in dieser Zeit beachten?*

Für eine Dauer von ca. sechs Wochen nach der Therapie müssen mechanische, physikalische und chemische Reize auf die bestrahlte Haut unterbleiben. Dies bedeutet:

- Die bestrahlten Hautbezirke müssen trocken gehalten und dürfen auch nicht gewaschen werden, denn Feuchtigkeit verstärkt die Strahleneinwirkung in den Hautzellen.
- Da Unreinheiten auch zu Reaktionen führen, kann eine behutsame Reinigung mit Kinderöl erfolgen.
- Auf die bestrahlten Hautpartien muß mehrmals (drei- bis viermal) täglich Azulon® Kamillenpuder aufgetragen werden. Dies bewirkt eine gute Kühlung und verstärkt die Fähigkeit zur Feuchtigkeitsbindung.
- Die Haut darf nicht gebürstet, gekratzt oder massiert werden.
- Es dürfen keine scheuernden Kleidungsstücke getragen werden, sondern nur hautfreundliche Baumwollkleidung.
- Hitze- und Kälteanwendung muß gemieden werden (Fön! Eisbeutel!).
- Es dürfen keine entfettenden und reizenden Flüssigkeiten verwendet werden, da diese den Säureschutzmantel der Haut zusätzlich zerstören (Alkohol, Benzin, Parfüm, Deodorant).
- Auf die bestrahlten Hautbezirke dürfen keine Pflaster geklebt werden.

## 3. Ist bei strahlentherapiebedingten Magen-Darm-Störungen eine Nahrungsumstellung notwendig?

Ob es im Verlauf einer Strahlentherapie zu Magen-Darm-Störungen kommt, hängt vom Strahlenfeld ab, der Strahlendosis, der Fraktionierung und der Art der Strahlenquelle.

Übelkeit, Durchfall und Nahrungsverwertungsstörungen können, aber müssen nicht bei Tumorbestrahlungen auftreten. Durch eine ballaststoffarme Kost werden die Durchfälle gemildert. Notfalls muß man Tropfen einnehmen, die die Beweglichkeit des Darmes verringern.

Die herabgesetzte Nahrungsverwertung kann durch Enzympräparate und Joghurt, Hylak® oder Omniflora® behoben werden. Sie bauen die gestörte Darmflora wieder auf. Durch Säureblocker läßt sich die Magenschleimhautentzündung lindern. In der Regel klingen die Beschwerden früher oder später wieder ab. Die Ernährung sollte eiweiß- und kalorienreich, jedoch fett- und ballaststoffarm sein. Statt Butter, Margarine, Öl und den anderen handelsüblichen Fetten sollte man mittelkettige Fettsäuren (MCT-Fette) verwenden. Scharfe Gewürze, frisches Obst und Lebensmittel mit hohem Säuregrad sind zu meiden, da sie die Schleimhaut unnötig reizen. Empfehlenswert sind Reis, Kartoffeln, Spaghetti, Möhren, gekochtes Obst. Wichtig ist eine reichliche Flüssigkeitsaufnahme. Zur Verhinderung eines Salzverlusts eignen sich Bouillongetränke. Manchmal beginnen die Störungen erst Monate bis Jahre nach der Bestrahlung. Diese späten Beschwerden sind hartnäckiger und diätetisch wesentlich schwerer zu beeinflussen. Im Frühstadium beginnen sie mit Blähungen, später können sich krampfartige Schmerzen, Durchfall und Blutabgang hinzugesellen. Bei akuten Strahlenstörungen liegen meist eine Reizung und eine Schwellung der Magen-Darm-Schleimhaut vor, wohingegen das Gegenteil, nämlich eine Vernarbung und Durchblutungsstörungen, die Ursache der »Strahlenspätschäden« sind.

## 4. Wird durch die Strahlenbehandlung die Immunabwehr gestört?

Zweifellos stellen die in der Nähe der Bauchspeicheldrüse mitbestrahlten Regionen (z. B. das Knochenmark und die Lymphknoten) eine wichtige Quelle der Blutbildung und der Immunabwehrzellen dar. Sie werden durch die Bestrahlung in Mitleidenschaft gezogen. Ob durch die Bestrahlung jedoch tatsächlich eine langfristige nennenswerte Schwäche der Körperabwehr eintritt, ist nicht gesichert.

Wissenschaftlich anerkannte Hinweise gibt es hierfür jedenfalls nicht.

## 5. Früher hieß es, daß es durch die Strahlentherapie zu Hautverbrennungen und anderen Schädigungen komme. Gibt es das heute auch noch? Was kann ich selbst dagegen tun?

Die heute angewandten Strahlenarten und -techniken sind anders als noch vor Jahrzehnten. Anders sind daher auch die Nebenwirkungen. »Verbrennungen« nach Strahlentherapie sind heutzutage extrem selten. So benutzt man heute vorwiegend Linearbeschleuniger statt der früher üblichen Telekobaltgeräte. Die vom Linearbeschleuniger erzeugten Strahlen (Photonen) haben eine hohe Eindringtiefe und sind daher ideal für die Bestrahlung des Bauchspeicheldrüsenkrebses. Je nach individueller Sonnenverträglichkeit, aber auch je nach Art der Bestrahlungstechnik (Rotationsbestrahlung, Telekobalt, Linearbeschleuniger) kann fast keine Hautreaktion oder starker »Sonnenbrand« entstehen.

## 6. Kann die Strahlentherapie Krebs verursachen?

Die Effekte einer therapeutischen Bestrahlung werden oft mit den katastrophalen Folgen einer durch einen Reaktorunfall oder eine Atombombe verursachten Strahlung verwechselt. Im Gegensatz zu der hierbei entstehenden sehr hohen Ganzkörperdosis kommt es bei der Krebsbestrahlung fast ausschließlich zu einer konzentrierten Dosis im Bestrahlungsfeld. Das Risiko, durch eine solche Behandlung später (in 10 bis 30 Jahren) an einem Zweittumor in der bestrahlten Region zu erkranken, liegt im Promillebereich. Es ist verschwindend gering, wenn man es mit dem Risiko der Krebsausbreitung bei unterlassener Strahlenbehandlung vergleicht.

## 7. Wie ernähre ich mich am besten während der Strahlentherapie?

Während der Strahlentherapie – übrigens auch während der Chemotherapie – sollten Sie, zumindest an den Behandlungstagen, leichte Speisen bevorzugen. Die Darmschleimhaut ist in dieser Phase besonders empfindlich.

Die Strahlenärzte empfehlen häufig eine vegetarische und vitaminreiche Ernährung zur Prophylaxe des Strahlenkaters.

Bei Durchfall sollten scharfe Gewürze und Lebensmittel mit einem hohen Säuregrad sowie frisches Obst (außer Bananen) gemieden werden. Blähende Speisen können Beschwerden bereiten.

Denken Sie an eine reichliche, eher überreichliche Flüssigkeitsaufnahme! Die Stoffe, die durch Tumorzerfall entstehen und den Strahlenkater mit verursachen, können danach nämlich schneller ausgeschieden werden. Viele begehen den Fehler, bei Durchfall weniger zu trinken. Das Gegenteil ist richtig! Alkohol sollten Sie allerdings während und kurz nach der Strahlentherapie meiden!

Zur Linderung der Darmbeschwerden sollten Sie für weichen Stuhl sorgen und eine Verstopfung vermeiden. Bevor Sie bei Verstopfung Medikamente nehmen, versuchen Sie, den Stuhlgang mit diätetischen Maßnahmen zu beeinflussen.

Durch die Einnahme von ein bis zwei Eßlöffeln Weizenkleie oder Leinsamen zu den Hauptmahlzeiten und reichlich Flüssigkeit wird der Stuhlgang im allgemeinen geschmeidiger und einer Verstopfung vorgebeugt. Bei Verstopfung helfen häufig Kräutertee oder die Einnahme von Milchzucker. Eine ausreichende Flüssigkeitsaufnahme (ca. 2$\frac{1}{2}$ Liter täglich) hat eine positive Auswirkung auf den Stuhlgang.

# 5 Welche Störungen, Beschwerden und Komplikationen können bei und nach der Chemotherapie auftreten?

Fragen zur Vorbeugung und Behandlung
möglicher chemotherapiebedingter Beschwerden

**1. Durch die ständigen Blutentnahmen, Spritzen und Infusionen sind die Venen bei mir verödet. Vor der Venenpunktion haben der Arzt und natürlich auch ich immer furchtbare Angst.**

Sie bzw. Ihr Arzt sollten überlegen, einen Port anlegen zu lassen (Abbildung 5.1). Beim Port handelt es sich um ein kleines metallenes Reservoir, das vollständig unter die Haut implantiert wird und über einen Silikonkatheter einen dauerhaften Zugang zu einer großen Vene hat. Man sieht es kaum; bei guter Pflege hält es unbegrenzt lang und bereitet keine Beschwerden. Man kann sich hiermit völlig frei bewegen, duschen und baden und sogar Sport treiben. Durch die Membran des Portsystems können dem Blutkreislauf nicht nur Medikamente und Nährstoffe zugeführt werden, sondern man kann auch jederzeit schmerzfrei Blut für Untersuchungen entnehmen. Der Port eignet sich vorzüglich für Patienten, die eine künstliche Ernährung erhalten (Abbildung 5.2). Das mitunter schwierige und schmerzhafte Anpunktieren von Venen entfällt, da nur die Membran des Ports durchstochen werden muß. Die Membran des Ports kann mindestens 2 000 Mal punktiert werden.

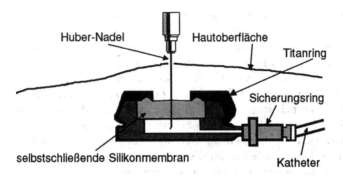

*Abbildung 5.1:* Aufbau des Ports mit eingestochener Huber-Nadel

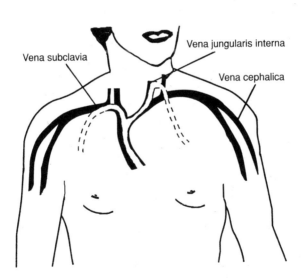

*Abbildung 5.2:* Empfohlene Implantationsstellen für die parenterale Ernährung

*2. Ich habe gehört, daß durch die Zytostatika nicht*
*nur die kranken, sondern auch die gesunden*
*Zellen abgetötet werden. Aus diesem Grunde*
*sollen ja auch die Haare während der Therapie*
*ausfallen. Können sich noch andere Nachteile und*
*Komplikationen einstellen?*

Besonders die sich schnell teilenden Zellen – und dazu gehören die
Blutzellen, die Schleimhautzellen im Magen-Darm-Trakt und die
Haarzellen– sind in ihrem Wachstum gestört. Sobald die Zytostatika abgebaut sind, können sich diese Zellen wieder normal vermehren, d. h., es kommt wieder zu einem völlig normalen Blutbild,
zu einer Normalisierung der Speisepassage und zu vollem Haarwachstum.
Grundsätzlich hängen Art und Ausmaß der Nebenwirkungen von
der Art der Zytostatika, von deren Kombination und von der Dosis ab. Beim Bauchspeicheldrüsenkrebs werden unterschiedliche
Zytostatika in unterschiedlichen Kombinationen eingesetzt. Es ist
daher auch mit unterschiedlichen Nebenwirkungen zu rechnen.
Die bei Bauchspeicheldrüsenkrebs eingesetzten Zytostatika sind
relativ nebenwirkungsarm und gehen wesentlich seltener mit Beschwerden und Komplikationen einher als die bei anderen Tumorerkrankungen eingesetzten Chemotherapeutika. Einige Patienten
reagieren allerdings empfindlicher auf die Zytostatika als andere.
Bei Einhaltung bestimmter Vorsichtsmaßnahmen lassen sich viele
unerwünschte Nebenwirkungen verhindern bzw. zumindest reduzieren.

### 3. Welche Möglichkeiten gibt es zur Verhinderung der Übelkeit?

Sinnvolle Verhaltensmaßnahmen sind:

- Essen Sie einige Stunden vor Beginn der Chemotherapie nicht, da Übelkeit und Erbrechen automatisch zu einer Abneigung gegenüber den vorher eingenommenen Speisen führen. Ansonsten droht antizipatorisches Erbrechen. Außerdem ist der Magen weniger belastet.
- Vor und während der Chemotherapie sollten salzige, stark gewürzte, fettige oder stark riechende Speisen vermieden werden. Schon allein der Geruch derartiger Speisen kann Brechreiz bewirken. Das Brechzentrum reagiert bei zytostatisch behandelten Patienten besonders empfindlich. Auch süße und fette Speisen können die Übelkeit verstärken.
- Entspannung und Ablenkung während und nach der Chemotherapie, z. B. durch leise Musik, unter Umständen auch durch Fernsehen oder Anschauen eines Lieblingsvideos, können ebenso wie autogenes Training oder Konzentrations- und Visualisierungsübungen den Brechreiz unterdrücken helfen.
- Eine entspannte und ruhige Atmosphäre im Zimmer wird von vielen Patienten als sehr angenehm empfunden. Bei starkem Sonnenlicht ist eine leichte Abdunkelung des Zimmers angebracht.
- Bei Übelkeitsgefühl verschaffen Entspannungsübungen und tiefes Durchatmen Erleichterung.
- Zur Vermeidung einer Mundschleimhautentzündung sollten besonders empfindliche Patienten 30 Minuten lang während und nach der 5-FU-Chemotherapie Eis lutschen.

## 4. *Ich vertrage die vielen Medikamente sehr schlecht und bekomme danach immer Magenschmerzen und Sodbrennen*

Neben der psychischen Belastung sind Medikamente häufig die Ursache für eine chronische Gastritis mit Magenbeschwerden. Viele Ärzte empfehlen prophylaktisch säureblockierende Magenschutzmedikamente.

## 5. *Mit welchen Symptomen geht ein Mangel an roten Blukörperchen (Erythrozyten) einher, und was kann ich dagegen tun?*

Bei einer zu geringen Erythrozytenzahl und einem dadurch verminderten Hämoglobingehalt des Blutes wird der Körper nicht ausreichend mit Sauerstoff versorgt. Diesen Zustand nennt man Anämie. Sie führt zu einer Verminderung der körperlichen und geistigen Leistungsfähigkeit; man fühlt sich ständig abgeschlagen und müde. Körperliche Anstrengungen wie Treppensteigen oder längeres Gehen und die Verrichtung alltäglicher Dinge sind nur noch eingeschränkt möglich. Weitere Anzeichen einer Anämie können ein stetes Kältegefühl, Kurzatmigkeit bis hin zur Atemnot, Schwäche und Schmerzen in der Brust, Herzschmerzen und Herzjagen, Konzentrationsschwächen und eine allgemeine depressive Stimmungslage sein. Für den Arzt ist die Anämie leicht am Blutbild feststellbar. Je nach Ursache ist die Gabe von Fremdblut, die von Erythropoetin, Eisen oder Vitaminen notwendig.

## 6. Mit welchen Symptomen geht ein Mangel an weißen Blutkörperchen einher, und was kann ich dagegen tun?

Sie selber bemerken die Verminderung der weißen Blutzellen (Leukopenie) – wenn überhaupt – häufig erst, wenn es zu Beschwerden und Komplikationen, meist einer Infektion an den Harnwegen oder den Luftwegen, gekommen ist.
Meistens normalisiert sich die Blutbildung nach einigen Tagen spontan. Im Notfall, d. h. bei einem Infekt, kann der Arzt Medikamente geben, die die Zellbildung im Knochenmark beschleunigen (Wachstumsfaktoren).

## 7. Mit welchen Symptomen geht ein Mangel an Blutplättchen (Thrombozyten) einher? Wie sollte ich mich verhalten?

Es kann zu flohstichartigen Einblutungen in das Gewebe kommen. Sie treten häufig zuerst in der Schienbeingegend und in den unter Druck stehenden Köperregionen auf. Gelegentlich kommt es auch zu blauen Flecken. Sie sollten den Arzt hiervon in Kenntnis setzen.
Für Sie gelten bei einem manifesten Mangel an Blutplättchen (weniger als 10 000 Plättchen/mm$^3$) folgende Verhaltensregeln:

- Keine Tätigkeiten, die mit einer Verletzungsgefahr einhergehen.
- Vorsicht vor Mundschleimhautverletzungen; putzen Sie die Zähne mit einer weichen Zahnbürste.
- Kein hartes Brot essen.
- Informieren Sie ihren Zahnarzt vor irgendwelchen Eingriffen.
- Operative Eingriffe nur, wenn lebensnotwendig und nach vorherigen Thrombozytentransfusionen.

- Pressen Sie ein sauberes Tuch so lange auf die blutende Wunde, bis die Blutung zum Stillstand kommt. Gelingt es Ihnen nicht, die Blutung zu stoppen, so konsultieren Sie einen Arzt.
- Bei Nasenbluten setzen Sie sich senkrecht auf und lassen Sie das Blut aus der Nase herauslaufen. Auf keinen Fall sollten Sie das Blut herunterschlucken.
- Seien Sie mit der Einnahme von Medikamenten vorsichtig, die die Funktion der Blutplättchen beeinflussen (z. B. Aspirin® und die meisten Rheumamittel).
- Tragen Sie keine Söckchen, die einengen.
- Vitamin-C- und kalziumreiche Kost sollen die Blutgefäße abdichten helfen.

## 8. Welche Verhaltensmaßnahmen sind bei chemotherapiebedingtem Durchfall sinnvoll?

Zu den Ernährungsempfehlungen gehören:

- Drei bis sechs geriebene Äpfel (mit Schalen!) über den Tag verteilt wirken sich häufig mildernd aus. Die Äpfel sollten so fein wie möglich gerieben werden, damit viel Pektin freigesetzt wird.
- Bei Durchfall ist ebenso wie bei Erbrechen auf eine ausreichende Flüssigkeitsaufnahme zu achten. Hierzu eignen sich vor allem Tees, die mit Maltodextrin 19 (zur Energiezufuhr) oder Oralpädon (als Ersatz für verlorengegangene Mineralstoffe) angereichert werden können.
- Während der Chemotherapie sollte der Darm möglichst wenig belastet werden; schwer verdauliche und fettige Speisen sowie hochkonzentrierte Alkoholika sind zu meiden. Auf blähende Ballaststoffe (Obst, Gemüse, Salat, Nüsse, Kleie und andere Vollkornerzeugnisse) sollte man auch verzichten!

● Bananen sind gut bekömmlich, haben einen hohen Nährwert und enthalten viel Kalium. Sie können den durchfallbedingten Kaliumverlust ausgleichen.

● Milch oder milchhaltige Getränke wie sahnige Suppen, Milchshakes etc. sind schwer bekömmlich. Im übrigen können sie manchmal auch Ursache des Durchfalls sein.

Medikamentös kommen Loperamid, eventuell auch Opiumtropfen in Frage. Sie schwächen die Darmerregbarkeit ab. Bei massivem Durchfall infolge eines Kurzdarmdsyndroms kann Octreotid versucht werden.

**9. Nach der Chemotherapie kam es bei mir zu sehr schmerzhaften Rötungen an den Handflächen und den Fußsohlen.**

Das »Hand-/Fußsyndrom« tritt bei besonders empfindlichen Patienten nach Gabe bestimmter Medikamente, die in der Tumortherapie verwendet werden (z. B. Xeloda® oder 5-FU hochdosiert), gehäuft auf. Es ist charakterisiert durch Rötung (Stadium I), Schmerzhaftigkeit (Stadium II) und Blasenbildung (Stadium III) an den Händen und Füßen. Schon im Stadium I sollte die Zytostatikadosis reduziert werden, damit es nicht zu der schmerzhaften Blasenbildung kommt. Kortisonhaltige Fettsalben, eventuell ergänzt durch Vitamin-B-Komplex-haltige Salben und/oder Panthenol, wirken lindernd.

*10. Seit der Chemotherapie verspüre ich ein Kribbeln (»Ameisenlaufen«) in den Füßen. Zudem besteht eine Überempfindlichkeit, teilweise aber auch eine Gefühllosigkeit in den Fingern und in den Beinen. Was läßt sich gegen diese »Polyneuropathie« tun?*

Nach Gabe bestimmter Zytostatika (z. B. Vinca-Alkaloide, Taxane und Platinpräparate) kann es zu Schädigungen der oberflächlichen »Gefühlsnerven« kommen. Es kommen allerdings auch nichtmedikamentöse Ursachen in Frage. So ist die Polyneuropathie eine gefürchtete Komplikation bei Diabetikern und bei Alkoholikern. Auch können Vitaminmangelzustände durch Resorptionsstörungen nach Pankreasoperationen ähnliche Beschwerden hervorrufen. Erfahrungsgemäß kommt es bei einer chemotherapiebedingten Polyneuropathie meist spontan zu einer Verbesserung und schließlich zum vollständigen Verschwinden der Gefühlsstörungen. Allerdings kann dies manchmal sehr lange dauern.

Manchmal lohnt sich ein Therapieversuch mit Vitamin-B-haltigen Medikamenten (z. B. Thioctacid®) und Glutamininfusionen. Von einigen Ärzten werden bei Schmerzen Antidepressiva (z. B. Saroten®), Antikonvulsiva (z. B. Timonil® und Tegretal®), Analgetika und andere Medikamente eingesetzt, deren Wirkung allerdings umstritten ist. Unumstritten hingegen ist die zeitweise positive Wirkung von physikalischen Therapien, wie z. B. dem hydroelektrischen Vollbad (Stangerbad) oder der Gleichstrombehandlung (Vierzellenbad).

## 11. Ich fühle mich kraftlos, antriebslos und bin trotz ausreichendem Schlaf und fehlenden Belastungen manchmal bis zur Erschöpfung müde.

Als »Fatigue« werden in der Fachsprache die häufig im Krankheitsverlauf und später auftretende Müdigkeit und Erschöpfung bezeichnet. »Fatigue« kann viele Ursachen haben. Einerseits kann es sich um direkte Begleiterscheinungen der Krebserkrankung oder der Therapie handeln, andererseits können diese Beschwerden auch völlig unabhängig von dem Schweregrad der Erkrankung und der Therapie auftreten. Wann, wie lange und wie schlimm eine »Fatigue« auftritt, ist ganz abhängig vom einzelnen Menschen und den auslösenden Ursachen.

Ist ein akuter Blutverlust während der Operation oder eine chronische Blutung mit Mangel an roten Blutkörperchen (Anämie) die Ursache, so können Bluttransfusionen oder die Gabe von Erythropoetin zu einer Besserung führen. Hiernach bessert sich die Durchblutung des Gehirns; die Leistungsfähigkeit steigert sich. Schwäche, Schwindelgefühl und Kopfschmerzen verschwinden.

Manchmal können die Beschwerden durch eine Ernährungsumstellung gelindert werden. Empfohlen werden viele kleine Mahlzeiten. Eine ausreichende Vitaminversorgung ist notwendig, wobei besonders Vitamin C und Vitamin B wichtig sind. Essen Sie nichts Schweres, nichts, was leicht füllt oder bläht!

Manchmal lassen sich die Beschwerden auf eine mangelnde Entgiftung von Abfallstoffen in den Nieren zurückführen. Sie sollten auf eine ausreichende Flüssigkeitszufuhr achten!

In unserer Nachsorgeklinik messen wir dem dosierten aeroben Muskeltraining eine große Bedeutung bei. Im stationären Bereich geschieht dies durch Ergometertraining; den ambulanten Patienten empfehlen wir das Radfahren in freier Natur. Im Verlauf der ambulanten und stationären Rehabilitationsbehandlung werden die Belastungen langsam gesteigert. Gelegentlich beobachten wir nämlich, daß eine übertriebene Schonung die Fatigue eher fördert und

körperliche sowie geistige Belastungen die »Lebensgeister« wieder
zurückholen.

## 12. Kommt es nach der Chemotherapie zu Haarausfall?

Nicht nach jeder Chemotherapie kommt es zu Haarausfall.
Fragen Sie Ihren Arzt nach dem Risiko, und lassen Sie sich von ihm
gegebenenfalls ein Rezept für eine Perücke geben. Lassen Sie sich
dieses Rezept von Ihrer Krankenkasse bestätigen, bevor Sie das
Haarteil in Auftrag geben. Die gesetzlichen Krankenkassen übernehmen die Kosten zumindest teilweise, während die privaten
Krankenkassen manchmal mit der Kostenrückerstattung sehr zurückhaltend sein können. Die Kasse zahlt allerdings nur einen vor-
übergehenden (relativ preiswerten) Haarersatz, da es ja in der Regel nach Absetzen der Zytostatika wieder zu völlig normalem
Haarwuchs kommt und so eine endgültige (relativ teure) Perücke
nicht notwendig ist.

# 6 Wie kann ich das Risiko einer Wiedererkrankung verringern?

Fragen zur Prophylaxe und zu zusätzlichen unterstützenden Maßnahmen

## 1. Kann zusätzlich zur Operation etwas getan werden, um ein Rezidiv zu verhindern? Welche Medikamente empfehlen Sie?

Diese Frage läßt sich nicht global beantworten. Ob es überhaupt irgendwelcher Prophylaxe bedarf und wenn ja, welcher, läßt sich nur nach einer differenzierten Analyse des Krankheitsgeschehens beurteilen. Je nach Krankheitsgeschichte, Alter und Krankheitsausbreitung muß der individuelle Behandlungsplan festgelegt werden. Grundsätzlich kommen mehrere medikamentöse prophylaktische Therapien in Frage. Diese medikamentöse Prophylaxe nennt man adjuvante Therapien. Ziel zahlreicher klinischer Studien war es in der Vergangenheit, diejenigen Patientengruppen zu definieren, die von einer bestimmten adjuvanten Therapie profitieren könnten. Die Möglichkeiten und Probleme adjuvanter Therapien sind so komplex, daß nur besonders erfahrene Ärzte sich hiermit auskennen. Sie sollten sich daher diesbezüglich nur von onkologisch erfahrenen Ärzten beraten lassen.
Ist das Risiko einer Wiedererkrankung bzw. eines Fortschreitens der Erkrankung gering, so sollten Sie lediglich Ihre Ernährung bewußter gestalten. Besteht hingegen ein größeres Rezidivrisiko, so kann man zusätzlich eine prophylaktische Strahlen- und/oder Che-

motherapie diskutieren. Ob ein größeres oder kleineres Wiedererkrankungsrisiko vorliegt, kann Ihnen Ihr Arzt sagen. Er kennt Ihre Risiko- bzw. Prognosefaktoren am besten und weiß, welche Organe besonders gefährdet sind.

## 2. Was versteht man unter einer adjuvanten Strahlentherapie? Welche Vorteile bringt sie? Warum gibt es so unterschiedliche Ansichten über ihre Notwendigkeit?

Eine adjuvante Strahlentherapie ist eine Sicherheitsbehandlung mit Strahlen, also eine prophylaktische Maßnahme. Diese zusätzlich zur chirurgischen Tumorentfernung durchgeführte vorbeugende Strahlentherapie kann, wenn sie mit moderner Strahlentechnik ausgeführt wird, das lokale Fortschreiten der Erkrankung verhindern oder zumindest verlangsamen.

Bei vielen Karzinompatienten verzichtet man allerdings auf diese zusätzlichen Maßnahmen, da die Nachteile einer derartigen Behandlung größer als die Vorteile sein können.

Eine zusätzliche Strahlentherapie kann natürlich immer nur die Tumorausbreitung an der bestrahlten Stelle beeinflussen. Die Ausbreitung über die Blutwege oder über die Lymphe in Organe außerhalb der bestrahlten Region, z. B. in die Leber oder in die Lunge, kann sie nicht verhindern.

Da eine Strahlentherapie ebenso wie alle anderen wirksamen Tumortherapien auch Nebenwirkungen haben kann, sollte ihr Einsatz gut überlegt sein. Nur bei Vorliegen bestimmter Kriterien ist eine Sicherheitsbehandlung mit Strahlen notwendig. Da die Vorteile und Nachteile noch nicht eindeutig geklärt sind, sollte eine adjuvante Strahlentherapie nur in Form von kontrollierten Studien erfolgen.

## 3. Was versteht man unter einer adjuvanten Chemotherapie? Welche Vorteile bringt sie?

Hierunter ist eine zusätzlich zur Operation oder Strahlentherapie durchgeführte unterstützende Behandlung mit zellhemmenden Mitteln zu verstehen. Sie soll eine Wiedererkrankung, besonders eine Metastasierung in entfernte Organe, verhindern helfen.

Wie alle adjuvanten Therapien geht auch die adjuvante Chemotherapie von der Hypothese aus, daß häufig schon viele winzige Geschwulstzellen im Körper verstreut sind, die man mit den heutigen diagnostischen Hilfsmitteln nicht erfassen und daher auch nicht gezielt beseitigen kann. Da man mit lokalen Maßnahmen (Strahlentherapie und Operation) diese teilweise weit vom Primärtumor entfernt gelegenen Zellen nicht erreichen kann, ist eine Therapie notwendig, die selbst in den entferntesten Regionen wirkt. Dies ist mit der Chemotherapie (zytostatische Therapie) möglich.

Es gibt inzwischen sehr viele unterschiedlich wirkende Zytostatika (zellhemmende Mittel). Sie werden teilweise allein, teilweise in Kombination mit anderen Mitteln gegeben. Sie haben zum Teil völlig unterschiedliche Wirkungsmechanismen. Sie können positive, aber auch negative Auswirkungen haben. Die Planung und Überwachung zytostatischer Therapien bedürfen daher sehr großer ärztlicher Erfahrung. Nur nach genauer Kenntnis der Krankheitsvorgeschichte, der Eigenheiten des Tumors, einschließlich der feingeweblichen Charakteristika, kann der Arzt die Entscheidung für eine derartige adjuvante Chemotherapie treffen. Vor- und Nachteile einer derartigen Zusatztherapie müssen sorgfältig abgewogen werden.

Da die Vorteile und Nachteile noch nicht eindeutig geklärt sind, sollte eine adjuvante Chemotherapie nur in Form von kontrollierten Studien erfolgen.

## 4. Welche Bedeutung hat die adjuvante Immuntherapie? Läßt sich durch eine Verbesserung der Immunabwehr und durch eine adjuvante Immuntherapie das Risiko einer Wiedererkrankung günstig beeinflussen?

Zwar gibt es keine eindeutigen Beweise, jedoch mehr und mehr Hinweise dafür, daß der Immunabwehr eine nicht unbeträchtliche Rolle bei der Krebsentstehung zukommt. Ob es ähnliche Zusammenhänge auch zwischen der Immunabwehr und der Entwicklung von Tochtergeschwülsten, also einer Wiedererkrankung, gibt, ist jedoch nach wie vor unklar.

Die körpereigene Abwehr ist ein sehr komplexes Geschehen, das sich aus zahlreichen einzelnen immunologischen Abläufen und Einflußfaktoren zusammensetzt. Was für einzelne Abläufe in der Immunabwehr positiv ist, kann sich auf andere Abläufe blockierend auswirken. Welche Schritte in der »Immunkaskade« schließlich für die Auslösung und Manifestation der Krebsentstehung verantwortlich sind, ist noch weitgehend unklar. Klar ist nur, daß durch einzelne Immuntherapeutika, wie z. B. Mistelextrakte, Enzym- und Thymuspräparate, Schlangengifte, Diäten oder auch Interferone, Interleukin und ähnliche spezifische und unspezifische Immunstimulanzien, nicht global auf alle Schritte in der Rezidivabwehr positive Auswirkungen erwartet werden können.

Einige Vermutungen gehen davon aus, daß manche »Immunstimulanzien« einige Vorgänge in der Immunabwehr tatsächlich fördern, gleichzeitig jedoch auch andere Schritte blockieren, ja sogar für die Krebsabwehr notwendige Reaktionen unterdrücken können.

Obwohl im Moment viele Hoffnungen auf der Immuntherapie ruhen und in keinem anderen Bereich so intensiv geforscht wird, sind noch viele grundlegende Aspekte in der Immunabwehr unbekannt. Der Wert einer adjuvanten Immuntherapie bei Bauchspeicheldrüsenkrebs wird in der Schulmedizin zur Zeit noch sehr kontrovers diskutiert, und die meisten der von der Industrie angebotenen Präparate werden abgelehnt.

Solange es keine eindeutigen Therapiestudien gibt, die einen Vorteil dieser »immunologischen« und »biologischen« Therapien erkennen lassen, gibt es auch immer wieder Schwierigkeiten bei den Kassen, wenn diese die Kosten hierfür erstatten sollen. Eine adjuvante Immuntherapie sollte nur in Form von kontrollierten Studien erfolgen.

## 5. Was halten Sie von einer Prophylaxe mit Mistelpräparaten?

Die Misteltherapie (z. B. Helixor®, Plenosol®) gehört zu den populärsten Alternativmethoden in der Krebstherapie. Sie nimmt in der alternativen Tumortherapie insofern eine gewisse Sonderstellung ein, als ihre Wirksamkeit weltanschaulich, d. h. anthroposophisch, begründet wird.

Die Verwendung der Mistel geht auf Rudolf Steiner um 1920 zurück. Sie stand im Zusammenhang mit einer geistigen Neuorientierung. Steiner sah die Ursachen der Krebsentstehung in einer »Revolution physischer Kräfte« und einem »Mangel an Ätherkräften«.

Die sogenannte Schulmedizin steht der Misteltherapie nach wie vor skeptisch, wenn nicht gar ablehnend gegenüber. Zwar konnten Wissenschaftler eine gewisse Immunwirkung der Mistel in Zellkulturen nachweisen, aber die bisher vorgelegten Therapiestudien über eine Wirksamkeit der Mistelpräparate beim Menschen halten den strengen Anforderungen der Arzneimittelprüfungen nicht stand.

Die Befürworter einer Misteltherapie gehen hingegen davon aus, daß die Misteltherapie in jedem Stadium der Krebserkrankung hilfreich ist. Sie weisen vor allem auf eine Besserung des Allgemeinzustandes und der Lebensqualität hin. Inzwischen liegen Erfahrungen bei Tausenden von Krebspatienten vor. Trotz dieser umfangreichen Erfahrungen gibt es allerdings bis heute noch keine eindeutige

Erfolgsstudie bei Menschen, die zu einer wissenschaftlichen Anerkennung geführt hat. Dennoch erstatten die Kassen häufig die Kosten für eine Misteltherapie, zumal diese – verglichen mit den anderen alternativen Therapien – relativ preisgünstig und nebenwirkungsarm ist.

## 6. Wirkt sich Streß negativ auf das Wiedererkrankungsrisiko aus?

Umfangreiche Studien und Hypothesen, die allerdings häufig nicht unwidersprochen geblieben sind, liegen zu diesem Thema vor. Man unterscheidet Eustreß und Dysstreß. Unter Eustreß versteht man hohe körperliche und geistige Anforderungen, die jedoch eher zum Wohlbefinden beitragen. Eustreß macht Spaß, wirkt sich persönlich stabilisierend aus und stärkt das Immunsystem. Ich glaube kaum, daß Eustreß sich negativ auf das Krankheits- bzw. Wiedererkrankungsrisiko auswirken könnte.
Anders möglicherweise bei Dysstreß. Hierunter versteht man zu hohe körperliche und geistige Anforderungen, die mit Unbehagen, mit Aggressionen, ständiger Anspannung und Unterdrückung sowie Angst einhergehen. Dysstreß verursacht Strapazen, bewirkt psychische Labilität und schwächt möglicherweise die Immunabwehr.
Wenn überhaupt, dann ist es eine ungenügende Streßverarbeitung, die sich ungünstig auswirken könnte. Versuchen Sie, hier an sich zu arbeiten! Psychologen, beispielsweise in den Nachsorge- und Rehabilitationskliniken, können Ihnen dabei behilflich sein und nützliche Tips geben. Zur Streßverarbeitung dienen Entspannungsübungen und Atemtechniken, Bewegung jeglicher Art und positives Denken.

## 7. Läßt sich das Wiedererkrankungsrisiko durch eine Psychotherapie beeinflussen?

Nein. Durch eine Psychotherapie lassen sich lediglich die seelischen Folgen der Krebserkrankung behandeln. Nicht der Krebs, sondern der Patient hat psychische Probleme und sollte daher vom Psychologen betreut werden! Auswirkungen einer Psychotherapie auf das Krebswachstum konnten bislang wissenschaftlich nicht bestätigt werden, eher hingegen auf das Wohlbefinden und die Befindlichkeit. Wer behauptet, eine Krebserkrankung durch Psychotherapie heilen zu können, wird von der Schulmedizin nicht anerkannt und gilt als Außenseiter.

## 8. Von einem Betroffenen hörte ich vom Prinzip des »positiven Denkens«. Meinen Sie auch, daß das Wiedererkrankungsrisiko sich dadurch beeinflussen lassen könnte?

Diese Vorstellungen besagen, daß »positives Denken« positive Reaktionen und »negatives Denken« (z. B. Angst, Furcht, Pessimismus) negative Reaktionen bewirkt.

Ob hierdurch tatsächlich ein Einfluß auf das Krebswachstum, ja sogar auf das Wiedererkrankungsrisiko zustande kommt, ist zu bezweifeln. Trotzdem bin ich ein Verfechter dieses Prinzips. »Positives Denken« hebt das Selbstvertrauen und führt zu Ausgeglichenheit. Schwierigkeiten lassen sich eher beherrschen. »Positives Denken« beeinflußt auch die Schmerzempfindung. Die Schmerzschwelle wird höher, der Arzneimittelbedarf geringer (siehe »Delbrück: Krebsschmerz« [siehe Literaturauswahl]). Dies ist erwiesen.

Wenn es stimmt, daß Streß und Unzufriedenheit negative Auswirkungen auf den Krankheitsverlauf haben sollen, müßte dann nicht auch Gegenteiliges zutreffen?

## 9. Wie kann ich die Abwehrkräfte durch mein Verhalten steigern?

Sicherlich gibt es auch Einflüsse der Psyche auf die körperlichen Abwehrkräfte. Erfahrungen im klinischen Alltag beweisen immer wieder, daß eine starke innere Überzeugung dazu führen kann, daß »bestimmte Stoffe« im Körper Befehle in Gang setzen, die das Immunsystem so stark machen, daß es Krankheitserreger vernichten kann. Ohne Zweifel kann das Immunsystem durch Gedanken und Gefühle offensichtlich positiv wie negativ beeinflußt werden.

## 10. Können Sie mir Beispiele für »positives Denken« geben?

Viele Sachverhalte lassen sich negativ, aber auch positiv darstellen. Wählen Sie die positive Darstellung! Wenn Sie es z. B. als furchtbar empfinden, in regelmäßigen Abständen eine Nachsorgeuntersuchung über sich ergehen zu lassen, so ist dies eine Negativdarstellung. Wenn Sie allerdings denken, daß die heutigen Untersuchungsmethoden und Nachsorgetherapien wesentlich mehr Sicherheit bieten als früher und Sie sich deswegen nach einer Nachuntersuchung beruhigter fühlen können, so ist dies eine positive Darstellung.

## 11. Gibt es Selbstheilungskräfte?

Nicht nur die psychische Situation, sondern auch die Krankheit soll durch die Selbstheilungskräfte beeinflußt werden können. Zwar entziehen sich derartige Einflüsse der Psyche auf den Körper unserer naturwissenschaftlich geprägten schulmedizinischen Vorstellung; einzelne Kasuistiken und vor allem fernöstliche Lehren bestätigen jedoch die Möglichkeit einer Selbstheilung. Eindeutige wissenschaftliche Studien, die den Kriterien einer wissenschaftlichen Untersuchung standhalten, gibt es hierzu nicht.

Mit Sicherheit kann man allerdings davon ausgehen, daß sich Ihr persönliches Wohlergehen und Ihre Lebensqualität durch eine aktive Einstellung zu Ihrer Erkrankung beeinflussen lassen. Klassische Selbstheilungsmethoden, wie z. B. das autogene Training, die Simonton-Methode oder auch die Meditation, können Sie in vielen Tumornachsorgekliniken, ja sogar in manchen Volkshochschulen erlernen.

Die Aktivierung von »Selbstheilungskräften« verlangt allerdings mehr. Sie setzt zumindest eine Akzeptanz der Erkrankung und der Konsequenzen voraus. »Selbstheilungskräfte« kann nur derjenige entwickeln, der seine Krankheit nicht bekämpft, sondern sie annimmt (nicht etwa hinnimmt). Schon allein die Vorstellung, trotz der Krankheit, trotz der Behinderung gesund sein zu können, kann positive Auswirkungen haben.

Um Selbstheilungskräfte zu aktivieren, darf man kein Passivverhalten zeigen. Nur wer aktiv daran arbeitet, gesund zu werden, zu bleiben und zu leben, kann Selbstheilungskräfte entwickeln.

Ein wichtiger Bestandteil der Selbstheilung ist das »Positivdenken«.

## 12. Ich bin starker Raucher. Wirkt sich der Nikotinkonsum negativ auf mein Erkrankungsrisiko aus?

Sicher ist, daß Raucher stärker als Nichtraucher gefährdet sind, an Bauchspeicheldrüsenkrebs zu erkranken. Sicher ist auch, daß durch Zigarettenrauchen die Immunabwehr erheblich beeinträchtigt und die Infektionsgefährdung größer wird. Herz-Kreislauf-Erkrankungen können entstehen, bzw. eine bestehende Herzschwäche kann sich verschlimmern. Auch die Lungenfunktion kann sich verschlechtern. Wenn Sie hin und wieder ein bis drei Zigaretten oder eine Zigarre rauchen, so ist hiergegen sicherlich nichts einzuwenden. Erfahrungsgemäß bleibt es jedoch nicht dabei, weswegen ich grundsätzlich zum völligen Verzicht auf das Rauchen raten möchte.

## 13. In einer Illustrierten las ich kürzlich, daß Krebspatienten sich die Amalgamfüllungen und die Mandeln entfernen lassen sollten.

Wenn die Lösung des Krebsproblems nur so einfach wäre, wie sich das einige Illustrierten vorstellen! Es ist sehr unwahrscheinlich, daß hierdurch das Rezidivrisiko beeinflußt werden könnte.
Sie sollten sich nicht von solchen Meldungen verwirren lassen. Fragen Sie bei derartigen Ratschlägen Ihren Arzt um seine Meinung!

# 7 Wie sollte man sich als Bauchspeicheldrüsenkrebspatient ernähren?

Fragen zu Zusammenhängen von Ernährung und Bauchspeicheldrüsenkrebs. Ernährungsempfehlungen bei und nach Bauchspeicheldrüsenkrebs

## 1. Gibt es eine spezielle Diät, durch die Krebspatienten geheilt bzw. durch die das Krebsleiden verlangsamt oder wenigstens das Risiko einer Wiedererkrankung verhindert werden kann?

Eine spezielle Ernährung (Krebsdiät), mit der das Krebswachstum gehemmt werden kann oder sogar Tumorpatienten geheilt werden können, gibt es nicht. Wer solches behauptet, weckt falsche Hoffnungen und handelt unseriös! Die meisten Befürworter von »Krebsdiäten« betonen allerdings, daß ihre Kost lediglich als Zusatz zu einer Krebsbehandlung gedacht sei und eher präventiv wirke. Hierzu muß kritisch angemerkt werden, daß auch hierfür Beweise fehlen.

Immer wieder wurden von bedeutenden Naturwissenschaftlern und Medizinern Argumente angeführt, die die krebshemmende Wirkung bestimmter Ernährungsformen belegen sollten. Auch heute liest und hört man in den Medien immer wieder von sensationell heilenden Krebsdiäten.

Bis heute gibt es jedoch keine einzige wissenschaftlich anerkannte Therapiestudie, in der ein krebshemmender, geschweige denn ein lebensverlängernder oder gar heilender Effekt einer bestimmten Ernährungsform nachgewiesen worden wäre.

Eine richtige Ernährung kann unter bestimmten Voraussetzungen jedoch unerwünschte Nebenwirkungen des Tumorleidens, der Strahlen-/Chemotherapie und/oder der Operation verringern; sie kann die Wirksamkeit von Krebstherapien erhöhen. Sie kann hierdurch die Überlebenszeit verlängern, zumindest jedoch die Lebensqualität der Krebskranken verbessern. Dies ist besonders bei Bauchspeicheldrüsenkrebspatienten der Fall.

## 2. Was ist von Außenseiterdiäten zu halten?

Unter Außenseiterdiäten versteht man Ernährungsempfehlungen, die nicht auf wissenschaftlicher Grundlage erarbeitet wurden, sondern die sich vorwiegend aus »Erfahrungen« und »Beobachtungen« an Einzelfällen oder auch aus »Eingebungen« ableiten. Sie sind häufig ein Bestandteil alternativer Heilmethoden. Außenseiterdiäten beruhen oft auf weltanschaulichem oder sogar mystischem Gedankengut. Viele behaupten, daß ihre Hauptwirkung darauf beruhe, daß man an sie glaube. Käme es zu einem Effekt, so handele es sich nach Ansicht der Schulmedizin um einen Plazeboeffekt.

Einige Außenseiterdiäten sind gesundheitsschädlich, manche tun der Gesundheit auch gut. Andere sind zwar gesundheitlich unbedenklich, sind jedoch wegen unhaltbarer Versprechungen abzulehnen. Viele Diäten beeinträchtigen wegen der Verbote oder Empfehlungen die Lebensqualität der Betroffenen.

Verständlicherweise sind Krebskranke in ihrer Angst und Hilflosigkeit besonders empfänglich für viele dieser teilweise kuriosen und manchmal auch schädlichen Ratschläge. Leider tragen die Medien, aber auch kommerziell interessierte Personen und Institutionen manchmal dazu bei, die Hoffnung auf eine Wirksamkeit der angepriesenen Krebsdiäten noch zu verstärken.

Mit allem Nachdruck muß vor »Diäten« gewarnt werden, die für sich in Anspruch nehmen, Krebs heilen zu können.

## 3. Kann die Immunabwehr durch eine spezielle Ernährung verbessert werden?

Dies ist nur begrenzt möglich! Eine Ernährung, die eine intakte Immunabwehr noch verbessert, gibt es – entgegen den Behauptungen mancher »Diätapostel« – nicht. Unzweifelhaft ist hingegen, daß eine intakte Immunabwehr durch eine »falsche Ernährung« geschädigt werden kann.

Nur eine beeinträchtigte Immunabwehr kann durch eine gute Ernährung verbessert werden (»Immunonutrition«), eine intakte Immunabwehr kann jedoch nicht durch die Ernährung weiter verbessert werden!

So können in besonderen Notsituationen und Streßsituationen durch eine spezielle Zusatznahrung, ja im Extremfall durch eine künstliche Ernährung nicht nur die Organfunktionen, sondern auch die Immunabwehr verbessert werden. Insbesondere können die in Infusionen verabreichten Aminosäuren das Immunsystem stärken. Glutamin soll unter den Aminosäuren eine besondere Bedeutung haben. Es gilt als gesichert, daß das Immunsystem um so besser funktioniert, je besser der Ernährungszustand ist.

Sowohl eine Unterernährung als auch eine Überernährung und eine einseitige Mangel- bzw. Fehlernährung können die Abwehrkräfte schädigen. Eine verminderte Aufnahme von Eiweiß (Protein) und essentiellen Aminosäuren oder Fetten (Lipiden) schwächt das Immunsystem ebenso wie eine übersteigerte Eiweiß- oder Fettzufuhr.

Hochprozentige Alkoholika wirken immunschädigend, wohingegen ein gelegentliches Glas Wein oder Bier das Immunsystem eher anregt, sich also positiv auf die Körperabwehr auswirken kann.

Eine vitaminarme Ernährung beeinträchtigt die Immunabwehr. Dies ist insbesondere bei Vitamin-C-Mangel der Fall, da dieses Vitamin für die Infektabwehr sehr wichtig ist.

Zu einer Beeinträchtigung des Immunsystems kommt es nach unzureichender Aufnahme von Spurenelementen und Mineralien, so z. B. Zink und Selen. Zink ist an vielen chemischen Vorgängen im Organismus beteiligt.

## 4. Die Ärzte sagen, ich solle und könne mich »normal und gesund« ernähren. Was verstehen Sie unter normaler und gesunder Ernährung?

Ich kann diese Meinung insofern nicht teilen, als bei Bauchspeicheldrüsenerkrankten in der Regel schon allein durch die Operation, Strahlen- und Chemotherapie sowohl die Nahrungsaufnahme als auch die Nahrungsverwertung gestört sind, was bei der Ernährung berücksichtigt werden muß. Häufig muß bei der Ernährung Rücksicht auf einen Diabetes, zumindest auf einen drohenden Diabetes genommen werden. Bestimmte Speisen, insbesondere fetthaltige Lebensmittel, belasten das verbliebene, noch funktionsfähige Bauchspeicheldrüsengewebe und werden von Patienten mit Tumoren des Bauchspeicheldrüsenkopfs häufig nicht vertragen. Im übrigen ist eine normale und gesunde Ernährung leider nicht identisch mit dem derzeit in unserer Gesellschaft praktizierten Ernährungsverhalten. Die gesunde Kost stellt besonders in der »zivilisierten« Welt eher die Ausnahme als die Regel dar. Ausführlicheres hierzu finden Sie in dem Ratgeber »Delbrück: Ernährung für Krebserkrankte« (siehe Literaturauswahl).

## 5. Nach welchen Speisen müssen Bauchspeicheldrüsenerkrankte erfahrungsgemäß besonders häufig mit Beschwerden rechnen?

Ob und in welchem Ausmaß Beschwerden auftreten, hängt davon ab, wieviel funktionstüchtiges Pankreasgewebe noch vorhanden ist und welches Operationsverfahren angewandt wurde. Natürlich hat auch die individuelle Disposition eine Bedeutung.
Pauschal kann man allen Betroffenen – völlig unabhängig von der Therapie– sagen, daß sie voluminöse Mahlzeiten, sehr heißes und sehr kaltes Essen sowie gegrillte, geräucherte, sehr süße oder sal-

*Tabelle 7.1:* Diättagebuch für Pankreaskarzinompatienten

| Tag | Zeit | Nahrungsaufnahme | Verdauung | Befinden |
|---|---|---|---|---|
| Mittwoch | 7.00 | 1 Brot mit Butter und Marmelade, 1 Tasse Kaffee | gut | gut |
| | 10.30 | 1 Portion Astronautenkost, 3 Scheiben Zwieback | – | gut |
| | 13.00 | Ente, Nachtisch: Eis | Durchfall (heller Stuhl) | Bauchschmerzen |
| | 16.00 | 1 Scheibe Brot, 1 Tasse Kaffee | – | gut |
| | 19.00 | Russische Eier, Salat, Brot, 1 Glas Rotwein | – | Bauchschmerzen |
| Donnerstag | 7.00 | 1 Brötchen mit Butter und Marmelade, 1 Scheibe Brot mit Hartkäse | gut | gut |
| | 10.00 | 1 Portion Astronautenkost | – | gut |
| | 13.00 | Spaghetti, 1 Glas Orangensaft | – | gut |
| | 16.00 | 1 Stück Sahnetorte, 1 Tasse Kaffee | Durchfall | schlecht, Bauchschmerzen |

zige und vor allem fette Speisen wegen der schlechten Verträglichkeit meiden sollten.

Das Führen eines »Diättagebuchs« kann sehr hilfreich sein. In diesem Tagebuch (Tabelle 7.1) notieren die Patienten, was sie gegessen und wie sie das Essen vertragen haben (z. B. vermehrt Durchfall, Schmerzen, Blähungen, Übelkeit, Sodbrennen etc.). Mit den Diätberatern und eventuell auch den Ärzten sowie Angehörigen wird dann anhand der Aufzeichnungen und Erfahrungen überlegt, welche Ernährung individuell die beste ist.

6. *Welche Besonderheiten hat der total Pankreatekto-*
*mierte (Entfernung der gesamten Bauchspeichel-*
*drüse) bei der Ernährung zu beachten?*

Die Ernährung sollte nicht zu fettreich sein (ungefähr 100 g täglich), wobei magere Fleisch-, Fisch- und Käsesorten bevorzugt werden sollten. Sollte das Nahrungsfett trotz adäquater Enzymtherapie schlecht vertragen werden, können MCT-Nahrungsfette ergänzt werden.
Durch die gestörte Fettaufnahme und Fettverwertung kann es zu
einem Mangel an fettlöslichen Vitaminen kommen. Die Nahrung
sollte daher reich an Vitamin A, D, E und K sein.
Da die Ausnutzung des Eiweißes erschwert ist, sollte die Zufuhr
von Eiweiß im Vergleich zu der Zufuhr gesunder Menschen leicht
erhöht sein. Als gut verträgliche und fettarme Eiweißträger sind zu
empfehlen: mageres Fleisch und Geflügel, Fisch, fettarme Sauer-
milch- und Milchprodukte.
Die Kohlenhydratmenge (BE) hat nach ärztlicher Verordnung zu
erfolgen. Bei allen total Pankreatektomierten gilt die Regel, die
Kohlenhydrate so reichlich zu bemessen, daß eine Unterzuckerung
vermieden wird. Nicht zu empfehlen sind schnell resorbierbare
Kohlenhydrate, besser sind langsam resorbierbare Kohlenhydrate
(z. B. Vollkornbrot, Haferflocken, Reis und Nudeln).
Die Nahrung sollte reich an Mineralien sein. Je nach Höhe des
Blutspiegels müssen bestimmte Mineralien (z. B. Kalzium, Magne-
sium und Eisen) künstlich ersetzt werden.

7. *Was ist unter MCT-Fetten zu verstehen?*

Unter MCT-Fetten versteht man Fette mit einem besonders hohen
Gehalt an mittelkettigen Fettsäuren, die im Gegensatz zu den ande-
ren Fetten auch unabhängig von der Bauchspeicheldrüsen- und
Gallenfunktion in der Darmwand aufgenommen und vom Orga-

nismus verwertet werden können. Selbst bei völligem Fehlen von Lipasen und Gallensalzen ist die Resorption von MCT-Fetten möglich. Die Aufnahme erfolgt als intaktes Molekül über das Pfortaderblut und nicht, wie bei langkettigen Fetten, über die Lymphe. Der Dünndarm hat eine sehr große Kapazität, diese Fette aufzunehmen. Sie können die Fettausscheidung und damit den Energie- und Vitaminverlust über den Stuhlgang begrenzen. MCT-Fette gibt man gerne zur Gewichtssteigerung, besonders jedoch bei Fettstühlen (Steatorrhö) und gestörter Bauchspeicheldrüsenfunktion. Im Gegensatz zu den anderen Fetten werden MCT-Fette von Bauchspeicheldrüsenerkrankten gut vertragen.

Die MCT-Fette (mittelkettige Triglyceride) sind im Handel als Margarine oder Öl, z. B. in Reformhäusern, erhältlich. MCT-Fette sollten erst nach dem Kochen zugesetzt werden, da bei einer Erhitzung auf 120 bis 130° Celsius eine Qualmentwicklung und bei einer Erhitzung auf 200° Celsius der Zerfall droht. Zum Braten, Schmoren und Grillen sind diese Fette also ungeeignet. Langes Warmhalten oder Wiederaufwärmen der MCT-fetthaltigen Speisen kann zu einem bitteren Nachgeschmack führen. Bei zu hoher Dosierung können Kopfschmerzen, Bauchschmerzen oder Erbrechen auftreten.

8. *Mit welchen Ernährungsstörungen ist nach einer partiellen Pankreatektomie (teilweisen Bauchspeicheldrüsenentfernung) zu rechnen?*

Je nachdem, ob der Pankreaskopf (Rechtsresektion) oder der Pankreasschwanz (Linksresektion) entfernt wurde, können unterschiedliche Beschwerden auftreten.

Während die Pankreaskopfentfernung häufig mit einer teilweisen Magenentfernung, einer Entfernung des Zwölffingerdarms sowie der Gallenblase (Whipple-Operation) verbunden ist und schon al-

lein deswegen häufig zu Verdauungsstörungen führt, geht die alleinige Pankreasschwanzentfernung seltener mit Beschwerden einher.

## 9. Wie sollte man sich nach einer Entfernung des Bauchspeicheldrüsenkopfes (Whipple-Operation) ernähren?

Vorausgesetzt daß kein Diabetes vorliegt, ist eine leicht abgewan-
delte Vollkost zu empfehlen. Sie sollte gut verdaulich sein, ohne ein
Zuviel an leicht aufschließbaren Kohlenhydraten zu enthalten (Ta-

*Tabelle 7.2:* Allgemeine Ernährungsempfehlungen nach einer Bauchspeicheldrüsenoperation wegen Krebs (Whipple-Operation)

- langsam essen
- gut kauen
- leicht verdauliche und gut bekömmliche Speisen
- mehrere kleine Mahlzeiten täglich
- Flüssigkeiten zwischen den Mahlzeiten und nicht während der Mahlzeiten trinken (im ersten Halbjahr nach der Operation)
- Meiden von:
  - zu heißen und zu kalten,
  - stark geräucherten, gepökelten und gegrillten,
  - sehr süßen/salzigen Speisen
- Bevorzugung komplexer Kohlenhydrate, jedoch blähungsarmer
  Nährstoffe
- vitamin- und kalziumreiche Kost
- Bevorzugung fettarmer Kost
- striktes Alkoholverbot

belle 7.2). Da die Ausnutzung von Eiweiß erschwert ist, sollten leicht verdauliche Eiweißträger bevorzugt werden. Es ist immer besser, fünf bis sechs Mahlzeiten auf den Tag zu verteilen, als drei große Mahlzeiten einzunehmen. Die Mahlzeiten sollten fettarm zubereitet sein. Alkohol ist strikt zu meiden. In der Regel müssen Bauchspeicheldrüsenfermente eingenommen werden.

## 10. Wie sollte die Ernährung nach einer Entfernung des Bauchspeicheldrüsenschwanzes sein?

Häufig kommt es nach Entfernung des Bauchspeicheldrüsenschwanzes zu Störungen des Zuckerhaushalts, also zu einem Diabetes mellitus. Je nachdem, wieviel von dem Endteil der Bauchspeicheldrüse entfernt wurde, muß daher eine Diabetes-Diät eingehalten werden. Eine fettreiche Ernährung ist zu meiden. Auch für diese Patienten gilt striktes Alkoholverbot.

## 11. Welche Ernährung empfehlen Sie Bauchspeicheldrüsenkrebspatienten, wenn der Tumor nicht entfernt werden konnte?

Die Ernährung sollte arm an tierischen Fetten sein, weil diese zum einen schwer verdaulich sind und zum anderen gerade die tierischen Fette (Omega-6-Fettsäuren) als Risikofaktoren, auch für die Immunabwehr, gelten. Sie sollte eiweißreich sein, jedoch keine schwer verdaulichen Eiweiße enthalten. Fisch und Geflügel sind rotem Fleisch vorzuziehen.
Sinnvoll ist eine vitamin- und kalziumhaltige Ernährung. Milch-

produkte enthalten viel Kalzium und Vitamin D. Die in Joghurt, Kefir oder Dickmilch enthaltenen Milchsäurebakterien sind bei gestörter Darmflora wirksam und verbessern die Immunabwehr. In Frischgemüse und Obst sind nicht nur Vitamin C, sondern auch andere notwendige Vitamine enthalten. Hochkonzentrierte Alkoholika sind strikt abzulehnen, da sie zum einen das gesunde Restpankreas und zum anderen die Immunabwehr schädigen könnten.

## 12. Bei mir ist es zu einem Diabetes gekommen. Welche Richtlinien habe ich zu beachten?

Es gibt zahlreiche gute Bücher und Broschüren, die sich mit dieser Frage befassen (siehe Literaturauswahl). Es würde den Umfang dieses Ratgebers sprengen, auf die Diabetes-Kost in ihren Einzelheiten und Schwierigkeiten einzugehen. Im übrigen ist die Diabetikerberatung und -schulung eine der wesentlichen Aufgaben einer Rehabilitationsklinik. Gerade Diabetiker profitieren von ihr. An dieser Stelle sollen nur einige allgemeine Richtlinien zur Diabetes-Kost Erwähnung finden:

Die Diabetes-Kost ist eine Dauerernährung, die je nach Schwere des Diabetes individuell festgelegt werden muß. Da sie eine Dauerernährung ist, sollte sie abwechslungsreich, schmackhaft und in der Menügestaltung vielseitig sein.

Die Zufuhr der Kohlenhydrate sollte ausreichend, aber kontrolliert erfolgen; sie sollte Eiweiß in genügender Menge und möglichst wenig Fett enthalten.

Der Diabetiker muß die ihm zur Verfügung stehenden Kohlenhydratmengen auf mindestens fünf bis sechs Mahlzeiten verteilen, damit der Blutzuckerspiegel nicht zu großen Schwankungen ausgesetzt ist. Besonders bei der Spätmahlzeit sollten die Kohlenhydratmengen nicht allein aufgenommen werden (z. B. nicht nur ein Apfel), sondern immer in Verbindung mit Eiweiß und Fett (z. B. ein Apfel mit Quark oder ein Brot mit Belag), um so den Abbau der Kohlenhydrate zu verzögern.

## 13. Wie sollte die Ernährung bei einem insulinbedürftigen sein?

Ideal ist, wenn Sie die Insulindosis in besonderen Situationen selbst dem Bedarf anpassen können. Dies geht natürlich nur, wenn Sie in der Lage sind, die Stoffwechselkontrollen selber durchzuführen. Ihr Kompaß für die Insulintherapie ist die Stoffwechselkontrolle. Die Selbstanpassung der Insulindosis ist nicht so einfach, daß dies der Diabetiker aus einem Buch oder durch einmaliges Erklären erlernen könnte. Am besten erlernt er sie in einer Rehabilitation. Es gibt grundsätzlich zwei verschiedene Insulintherapien.

Bei der konventionellen Insulintherapie wird versucht, den Insulinbedarf des Betroffenen mit in der Regel zwei Injektionen pro Tag zu decken (Abbildung 7.1). Meist wird dabei ein Gemisch von kurz und lang wirkenden Insulinen verwendet.

Damit es nicht zu Unterzuckerungen oder überhöhten Blutzuckerwerten kommt, muß die Nahrungsaufnahme an die Wirkung des gespritzten Insulins angepaßt werden. Das bedeutet, daß der Diabetiker nach einem festgelegten Zeitplan essen muß. Der Kohlenhydratgehalt der Mahlzeiten ist genau festgelegt. In der Regel ist die Einnahme von drei Hauptmahlzeiten und von drei Zwischenmahlzeiten notwendig. Nach körperlicher Belastung oder Weglassen einer Mahlzeit ist mit einer Unterzuckerung zu rechnen. Bei Fieber und Bettlägerigkeit ist häufig die Insulindosis zu erhöhen, bei Muskelarbeit möglicherweise zu erniedrigen.

Bei der intensivierten Insulintherapie wird zu den Hauptmahlzeiten passend für die aufgenommenen Kohlenhydrate ein rasch wirkendes Insulin gespritzt, damit der Blutzucker nicht zu hoch ansteigt. Unabhängig hiervon wird der Grundbedarf an Insulin, der auch ohne Nahrungsaufnahme besteht, als Basisinsulin meist morgens und spätabends injiziert (Abbildung 7.2).

Mit Hilfe erlernter Insulinselbstanpassung ist es möglich, die Essenszeiten zu variieren, ohne daß der Blutzuckerspiegel durcheinandergerät. Für gewählte Mahlzeiten und Kohlenhydratportionen wird rasch wirkendes Insulin so angepaßt, daß der Blutzucker möglichst im Normbereich bleibt. Die genaue Insulindosis muß man mit Blutzuckerselbstkontrollen jeweils vor und nach den Mahlzeiten für sich herausfinden.

Großer Vorteil der intensivierten Insulintherapie ist, daß man die Essenszeiten und auch Essensmengen variieren kann, ohne daß der Blutzuckerspiegel durcheinandergerät. So ist es kein Problem, das Frühstück am Wochenende später als an den Arbeitstagen einzu-

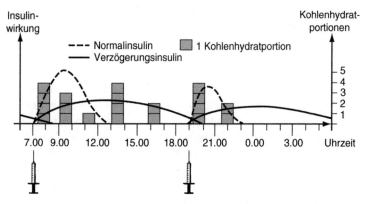

*Abbildung 7.1:* **Konventionelle Insulintherapie:** Zweimal täglich wird überwiegend lang wirkendes Verzögerungsinsulin gespritzt. Bei dieser Therapie muß der Diabetiker nach einem festgelegten Zeitplan essen, und auch der Kohlenhydratgehalt der Mahlzeiten ist genau festgelegt.

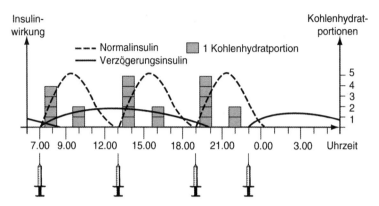

*Abbildung 7.2:* **Intensivierte Insulintherapie:** Lang wirkendes Verzögerungsinsulin wird zweimal pro Tag gespritzt. Zu den Mahlzeiten erfolgen Injektionen mit einem kurz wirkenden Insulin. Die Essenszeiten und die Menge an Kohlenhydraten können bei dieser Therapie variiert werden.

nehmen oder die Insulinmenge veränderten Belastungen anzupassen. Voraussetzung ist allerdings eine intensive Schulung, in der man unter anderem lernt, die Kohlenhydratportionen einzuschätzen.

## 14. Ich nehme statt Zucker Süßstoff. Sind diese Süßstoffe krebsfördernd?

Sie können diese Süßstoffe unbedenklich nehmen. Sie haben keinen Einfluß auf das Krebswiedererkrankungsrisiko. Sorbit sollte wegen der blähenden und oft abführenden Wirkung nicht verwendet werden.

## 15. Ich soll auf eine ausreichende Kalziumaufnahme achten. Welche Ernährung empfehlen Sie?

Bei der täglichen Speiseplangestaltung sollte man den Kalziumgehalt der Nahrung berücksichtigen. Die Gefahr einer Knochenentkalkung ist bei Milchunverträglichkeit besonders groß. Eine Ernährung ohne Milchprodukte enthält nämlich nur ca. 200 mg Kalzium/Tag, 1 Liter Milch hingegen allein ca. 1 200 mg Kalzium. Durch Braten, Rösten und Schmoren von Nahrungsmitteln entstehen teilweise beträchtliche Verluste an Kalzium. Diese sind beim Kochen oder Dünsten sowie beim Backen und Grillen wesentlich geringer.

Oxalsäure bindet Kalzium und entzieht es dem Körper. Oxalsäurehaltige Nahrungsmittel sollten daher gemieden werden. Oxalsäure befindet sich in hoher Konzentration z. B. in Rhabarber, Spinat und Kakaopulver. Schwarzer Tee sollte nicht zu lange ziehen!

Kalzium sollte nur dann regelmäßig in Form von Brause oder Tabletten eingenommen werden, wenn Fettstühle bestehen, wenn der Kalziumspiegel im Blut zu niedrig ist, wenn die alkalische Phosphatase im Blut erhöht ist und wenn aus anderen Gründen eine besondere Neigung zur Osteoporose (vorzeitige Knochenentkalkung) besteht.

## 16. Ist eine spezielle Vitamineinnahme notwendig?

Die fettlöslichen Vitamine A, D, E und K müssen nach einer totalen Bauchspeicheldrüsenentfernung lebenslang in sechs bis achtwöchigen Abständen gespritzt werden (Adek-Falk). Die Einnahme von Vitamintabletten nutzt nichts, da sie im Darm nicht ausreichend aufgenommen werden!

Nach einer partiellen Bauchspeicheldrüsenentfernung (Whipple-Operation) sollte individuell bzw. je nach Stuhlfettausscheidung

über die Gabe solcher fettlöslicher Vitamine entschieden werden.
Grundsätzlich müssen die fettlöslichen Vitamine so lange injiziert
werden, wie der Stuhl eine helle Farbe aufweist und Durchfallbe-
schwerden bestehen.
Ähnliche Empfehlungen gelten für die Injektion von Vitamin B12.
Dieses Vitamin muß nach einer totalen Pankreatektomie ebenfalls
alle drei Monate in den Muskel gespritzt werden; die Tabletteinein-
nahme nutzt nichts. Vitamine brauchen nicht verabreicht zu werden, wenn der Magen intakt geblieben ist, also nach modifizierten
Whipple-Operationen.
Sinnvoll ist eine Vitamin-C-reiche Kost, z. B. in Form von Obst
und Frischgemüse. Die Einnahme von Vitamin-C-Tabletten ist –
wenn überhaupt – nur in besonderen Streßsituationen zu empfehlen.

## 17. Welche Bedeutung hat eine Vitamin-C-reiche Nahrung für Krebspatienten?

Die optimistischen Behauptungen, die einen krebshemmenden und
lebensverlängernden Effekt durch hohe Vitamin-C-Dosen (täglich
10 Gramm und mehr) beschrieben, konnten in mehreren klinischen Studien nicht bestätigt werden. Es besteht jedoch kein Zweifel daran, daß dem Vitamin ein positiver Einfluß auf die Immunabwehr und beim Abbau giftiger und krebsfördernder Substanzen,
wie z. B. der Nitrosamine, im Körper zukommt. Besonders Vit-
amin-C-haltig sind Zitrusfrüchte, Kiwi, Paprika, schwarze Johan-
nisbeeren, Hagebutten und Kartoffeln. Streß, Rauchen und chroni-
scher Alkoholkonsum bedingen einen besonders hohen Vitamin C-
Bedarf.

## 18. *Wann kommt es zu einem Mangel an fettlöslichen Vitaminen? Welche Störungen können sich einstellen?*

Wenn – wie bei den meisten Bauchspeicheldrüsenkrebserkrankten – die Fettverdauung nicht optimal oder gestört ist, werden auch die fettlöslichen Vitamine vermindert aufgenommen, weswegen diese in regelmäßigen Abständen in Form einer Mischspritze als Komplex injiziert werden müssen(z. B. Adek-Falk und Vitamin B12 alle drei bis sechs Monate in den Muskel).

Zu den fettlöslichen Vitaminen gehören die Vitamine E, D, K und A.

Bei Vitamin-E-Mangel kommt es zu einer Schwächung der Muskulatur.

Bei Vitamin-D-Mangel können rachitisähnliche Störungen am Skelett auftreten, da das für den Knochenstoffwechsel wichtige Kalzium nicht in ausreichender Menge aufgenommen wird. Rücken- und Muskelschmerzen sind die häufigsten Symptome bei Vitamin-D-Mangel.

Die Sinnesorgane, wie z. B. die Augen, aber auch die Geschmacks- und Geruchsnerven sowie die Innenohrfunktion leiden bei Vitamin-A-Mangel.

Blutungskomplikationen können sich bei Vitamin-K-Mangel einstellen.

## 19. *Wann kommt es zu einem Vitamin-B12-Mangel? Welche Störungen können sich einstellen?*

In der Magenschleimhaut wird normalerweise eine Substanz (intrinsic factor) gebildet, die für die Aufnahme von Vitamin B12 notwendig ist. Dieses Vitamin ist für die Blutbildung unentbehrlich. Fehlt die Magenschleimhaut vollständig – wie nach einer totalen Magenentfernung –, so kommt es spätestens nach ein bis zwei Jahren zu einer Blutarmut (Anämie), es sei denn, daß Vitamin B12 künstlich zugeführt wird. Nach teilweiser Magenentfernung – wie bei einer Whipple-Operation – ist häufig noch genügend Magenschleimhaut vorhanden, die ausreichend Intrinsic-Faktor bildet, so daß sich die künstliche Zufuhr von Vitamin B12 erübrigt.

Dennoch raten wir im ersten Jahr nach einer Whipple-Operation sicherheitshalber zu zwei bis drei Vitamin-B12-Spritzen, da aufgrund der veränderten Operationsverhältnisse möglicherweise die Resorption von Vitamin B12 vermindert sein könnte. Danach verzichten wir meist auf die Injektionen, da es häufig zu einer Anpassung des Magens an die veränderten anatomischen Verhältnisse gekommen ist.

Ein Vitamin-B12-Mangel macht sich durch Blutarmut (perniziöse Anämie) und Nervenstörungen (Polyneuropathie) bemerkbar. Sie selber bemerken die Blutarmut daran, daß Sie müde und nicht so stark belastbar sind. Viele Patienten leiden auch gleichzeitig unter Zungenbrennen; sie haben Entzündungen an den Mundwinkeln, brüchige Haare und häufig eine grau-gelbe Hautfarbe. Für den Arzt ist die perniziöse Anämie leicht am Blutbild feststellbar.

## 20. Welche Störungen weisen auf einen Vitamin-D-Mangel hin? Welche Bedeutung hat Vitamin D für Pankreasoperierte?

Viel zu wenig beachtet wird, daß bei Bauchspeicheldrüsenerkrankten häufig Störungen des Knochenstoffwechsels vorliegen. Die Verdauungsbeschwerden stehen oft im Vordergrund, so daß die sich sehr langsam über Jahre hinweg und schleichend entwickelnde Knochenstoffwechselerkrankung weder vom Arzt noch vom Patienten beachtet wird. Warnzeichen sind Glieder- und Knochen-Schmerzen, meistens in den am stärksten belasteten Anteilen des Skeletts, also an der Wirbelsäule, am Beckengürtel und an den unteren Gliedmaßen.

Die Ursachen der Knochenstoffwechselstörung liegen in der mangelnden Aufnahme von Nährstoffen und Vitaminen, hauptsächlich von Kalzium, Phosphaten, Vitamin D und auch Eiweiß. Vitamin D steuert die Kalziumaufnahme aus der Nahrung und gleichzeitig den Kalziumeinbau in den Knochen. Das Fehlen von Vitamin D führt also zu einer Verminderung des Kalziumspiegels im Blut und zu einer Störung des Mineralstoffwechsels im Knochen.

Um eine solche Knochenstoffwechselstörung frühzeitig zu erkennen, sollten Bauchspeicheldrüsenkranke regelmäßig den Kalzium-, Phosphat-, Gesamteiweißgehalt und die alkalische Phosphatase im Blut bestimmen lassen.

Prophylaktisch sollten Sie regelmäßig Verdauungsenzyme einnehmen und so die Aufnahme der fettlöslichen Substanzen wie Vitamin D verbessern. Lassen Sie in halbjährlichen Abständen sicherheitshalber Vitamin D spritzen. In der Vitaminmischspritze Adek-Falk ist es hinreichend dosiert.

Wichtig ist die Schmerzbekämpfung bei Knochenschmerzen, denn Schmerzen führen zu Bewegungsarmut und Bewegungsmangel, und dies verstärkt den Knochenabbau.

*21. Seit der Operation kommt es bei mir nach dem Essen häufig zu Kreislaufstörungen, gelegentlich auch zu Schmerzen im Oberbauch, zu Übelkeit und Erbrechen. Kann ich diese Beschwerden durch die Ernährung beeinflussen?*

Diese Symptome sind typisch für das »Frühdumping-Syndrom« zu dem es nach Magenoperationen kommen kann.
Ursache ist die vorschnelle Passage bzw. Entleerung des Speisebreis in den oberen Magen-Darm-Trakt. Beachtet man bestimmte Vorsichtsmaßnahmen, so lassen sich diese Beschwerden vermeiden (Tabelle 7.3). Hierzu gehören:

*Tabelle 7.3:* Typische Symptome des Frühdumping-Syndroms

- Blässe
- Schweißausbruch
- Schmerzen im Oberbauch und Übelkeit bis hin zum Erbrechen
- schneller Herzschlag
- Blutdruckabfall
- Heißhunger

Durch Hinlegen während oder nach der Nahrungszufuhr kann die Schnelligkeit der Entleerung verlangsamt werden. Häufige kleine Mahlzeiten, langsames Essen, gründliches Kauen sowie der Verzicht auf eine Flüssigkeitsaufnahme während des Essens können die Beschwerden deutlich verringern. Auf die Suppe sollte bei den Mahlzeiten verzichtet werden! Da einige Patienten lediglich auf spezielle Speisen mit Dumpingbeschwerden reagieren, empfiehlt es sich, ein »Diättagebuch« (Tabelle 7.1, S. 119) zu führen. Anhand der Aufzeichnungen erkennen der Arzt oder der Ernährungsberater bzw. der Patient und seine Angehörigen selber, welche Speisen häufig Beschwerden verursachen und welche Speisen gemieden werden sollten. Nicht immer durchführbar sind die sonst üblichen Empfehlungen, feste und flüssige Mahlzeiten getrennt zu reichen. Die Einnahme von Verdauungsfermenten ist meist nur bei gleichzeitiger Flüssigkeitsaufnahme möglich. Diesbezüglich muß individuell ein Weg gefunden werden (z. B. Enzyme in einen Joghurt rühren).

## 22. Was ist unter Spätdumping zu verstehen, und wie lassen sich die hierdurch bedingten Beschwerden diätetisch beeinflussen?

Hierunter versteht man dumpingartige Beschwerden (Dumping = Sturzentleerung), die nach Magenoperationen bzw. nach einer Whipple-Operation auftreten können. Ca. ein bis zwei Stunden nach der Nahrungsaufnahme kommt es zu Müdigkeit und Schwäche, häufig zusätzlich mit einem Hungergefühl verbunden. Die Beschwerden sind durch eine Unterzuckerung bedingt, die sich aus einer überschießenden Produktion und Freisetzung von Insulin erklärt.

Das Spätdumping ist Folge einer Regulationsstörung in der Bauchspeicheldrüse, die das blutzuckersenkende Insulin nicht adäquat zum Insulinbedarf und zum aktuellen Zuckerspiegel ausscheidet. Ein Spätdumping wird durch die Zufuhr kleiner Mahlzeiten und durch die Vermeidung großer Kohlenhydratmengen (besonders Zucker und Süßspeisen) verhindert. Es empfiehlt sich, ca. eine Stunde nach dem Essen eine Kleinigkeit, z. B. etwas Knäckebrot, zu essen. Eine ballaststoffreiche Kost bzw. spätresorbierbare Kohlenhydrate verzögern die Zuckeraufnahme und verhindern dadurch ein Spätdumping. Schnell resorbierbare Kohlenhydrate, wozu nicht nur Süßigkeiten, Gebäck, helle Brötchen oder Süßspeisen und gesüßte Säfte zählen, sondern auch Kartoffelbrei, sind zu meiden! Bei den meisten Patienten verlieren sich die Spätdumpingbeschwerden nach einiger Zeit.

## 23. Trotz hochdosierter Einnahme von Pankreasfermenten kommt es zu Fettstühlen.

Klären Sie, ob folgende Ursachen vorliegen:

- Nehmen Sie die Enzyme in Kapsel- oder Granulatform? (Oftmals ist es günstiger, die Enzyme in Granulatform zu nehmen, damit eine schnelle Durchmischung der Enzyme mit dem Speisebrei stattfindet.)

- Ist die Dosierung ausreichend?
- Werden die Enzyme zum richtigen Zeitpunkt eingenommen? (Am besten ißt man einige Bissen, nimmt dann die Hälfte der Enzyme, um die andere Hälfte im Laufe der Mahlzeit einzunehmen. Die Enzyme sollten also nicht nach der Mahlzeit eingenommen werden.)
- Essen Sie wirklich fettarm? (In vielen Nahrungsmitteln befinden sich »versteckte Fette«!)
- Sollten trotz der obengenannten Maßnahmen weiterhin Fettstühle bestehen, so ist die Gabe von MCT-Fetten notwendig. MCT-Fette werden unabhängig von der Pankreaslipase im Dünndarm aufgenommen.

## 24. Sofort nach dem Essen habe ich krampfartige Bauchschmerzen. Ich nehme immer nur sehr kleine Bissen zu mir, habe Angst vor dem Essen und nehme daher an Gewicht ab.

Die Schmerzen entstehen, weil es infolge der fehlenden Speicherfunktion des Magens zu einer plötzlichen und ungewohnten Überdehnung der oberen Dünndarmabschnitte kommt. Kleine und gut verdaubare Mahlzeiten sind daher nötig.
Erfahrungsgemäß findet nach einiger Zeit eine Anpassung des Dünndarms statt, so daß man mehr essen kann, die Schmerzen geringer werden und es zu einer Gewichtszunahme kommt.

## 25. Welches Gemüse vertragen Bauchspeicheldrüsenerkrankte am besten?

Schwer bekömmlich sind häufig Weiß-, Rot-, Grün- und Rosenkohl, Paprikaschoten, Lauch, Knoblauch, Gurke (roh), Feldsalat, Hülsenfrüchte, Zwiebeln, Steinpilze, Pfifferlinge, gebratene Auberginen und Mixed Pickles.

Besser verträglich sind alle zarten, zellulosearmen Sorten, wie Möhren, Wachsbohnen, junge Erbsen, junge Kohlrabi, Blumenkohlröschen, Brokkoli, Spargel, Spinat, Fenchel, Chinakohl, Champignons, Tomaten, Kopfsalat, Chicoree, Endiviensalat, Rote Bete, Selleriesalat.

## 26. Warum ist gründliches Kauen so wichtig?

Es gibt mehrere Gründe:

- Die mechanische Zerkleinerung der Nahrung ist deswegen so wichtig, weil die chemische Aufspaltung stark eingeschränkt ist. Gründliches Kauen ist auch wegen der Durchmischung der Nahrung mit Verdauungsenzymen des Speichels während des Kauvorgangs wichtig.
- Die Gefahr einer Sturzentleerung (Dumping) ist nach gründlichem Kauen und langsamem Essen geringer, da sich dann der Dünndarm weniger rasch füllt und nicht so plötzlich gedehnt wird.
- Schmerzen treten seltener auf. Die Bläh- und Rülpsneigung ist bei gründlichem Kauen geringer.
- Hektik schlägt bei Operierten besonders »schnell auf den Darm«. Durchfall sowie Blähungen sind die Folge!
- Häufig paßt die Zahnprothese wegen des starken Gewichtsverlusts nach der Operation nicht mehr, was gründliches Kauen erschwert. Es ist daher wichtig, daß man die nicht mehr passende Zahnprothese so früh wie möglich bei einem Zahnarzt regulieren läßt.

## 27. Wann wird bei Gewichtsabnahme die Ergänzung von hochkalorischer Trinknahrung empfohlen?

Die Gewichtsabnahme gehört zu den häufigsten Beschwerden. Schon vor der Operation haben viele Patienten erheblich an Gewicht abgenommen; durch die Operation, durch die Therapie und nicht zuletzt durch das Tumorleiden kommt es zu einer weiteren Gewichtsabnahme. Die Ursachen hierfür sind sehr komplex (Tabelle 7.4). Zunächst sollte überprüft werden, ob die Ernährung genügend Energie enthält und ob die Enzymsubstitution angemessen ist. Eine ausführliche Beratung durch erfahrene Diätassistenten ist unumgänglich. Gelegentlich kann eine fortschreitende Gewichtsabnahme durch »normales Essen« und eine adäquate Enzymtherapie allein nicht aufgehalten werden. Um Folgeerkrankungen der Mangelernähung (wie z. B. Osteoporose) vorzubeugen, können hochkalorische, eiweißangereicherte Drinks in Form von aromatisierten Trinknahrungen zwischen oder zusätzlich zu den Mahlzeiten eingenommen werden. Derartige Drinks sind als Zusatz zur normalen Ernährung gedacht. Die Versorgung mit den notwendigen Kalorien, Vitaminen, Mineralien und anderen Nährstoffen kann mit ihrer Hilfe verbessert werden. Wenn zusätzliche Trinknahrung eingenommen wird, muß unbedingt darauf geachtet werden, die notwendigen Verdauungsenzyme zu ergänzen. Nur wenn genügend Enzyme substituiert werden, können die Nährstoffe aufgeschlüsselt und anschließend resorbiert werden.

*Tabelle 7.4:* Häufigste Gründe für die Gewichtsabnahme von Pankreaskarzinompatienten

---

- verminderte Nahrungsaufnahme
- zu geringe Enzymproduktion im Restpankreas
- relativer Enzymmangel wegen beschleunigter Dünndarmpassage bei pankreatikocibaler Asynchronie (fehlendes Zusammenspiel von Speisebreipassage und Enzymsekretion)
- Störungen des Gallenstoffwechsels
- bakterielle Überwucherung des Dünndarms
- Fortschreiten der Tumorerkrankung
- falsche Ernährung
- psychische Ursachen, Angst vor dem Essen
- Schmerzen

Die pharmazeutische Industrie entwickelt zur Zeit spezielle Medikamente, die eine »Immunonutrition« oder eine »Organprotektion« bewirken oder das hypothalamische Sättigungszentrum inaktivieren sollen. In den USA schwören manche Ärzte auf die Appetitsteigerung von Cannabis (Haschisch). In Deutschland bevorzugen die Ärzte hingegen die Verschreibung von appetitanregenden Hormonen.

Verzweigtkettige Aminosäuren im Grammbereich können den Serotoninspiegel im Gehirn senken und den Appetit steigern.

Neuere Untersuchungen weisen auf eine Hemmung der kachexieproduzierenden Faktoren (Kachexie = Abmagerung) durch Omega-3-Fettsäuren aus Fischöl hin.

## 28. Wie läßt sich der Appetit verbessern?

Die Wirkung vieler appetitanregender Tropfen beruht auf deren Alkoholgehalt. Die »Magensäureproduktion« wird hierdurch angeregt. Bauchspeicheldrüsenerkrankte sollten mit der Einnahme solcher alkoholhaltigen Tropfen sehr zurückhaltend sein. Im übrigen setzt ihre Wirkung eine intakte Magenfunktion voraus, die nach einer Whipple-Operation meist nicht gegeben ist. Appetitanregend wirken bitterstoffhaltige Teesorten, wie z. B. Wermut, Bitterklee, Schafgarbe, Salbei und Gewürze.

Manchmal läßt sich durch eine Geschmacksveränderung der Speisen der Widerwillen gegen das Essen überwinden. Mit Aromastoffen ist dies leicht möglich. Derartige Aromastoffe kann man in Apotheken und Drogerien erwerben. Die Akzeptanz der verschiedenen im Handel erhältlichen und von vielen Betroffenen als monoton empfundenen Zusatznahrungen wird nach Zugabe solcher Aromastoffe manchmal verbessert.

Wenn alle diätetischen Maßnahmen erfolglos waren, kann man einen Behandlungsversuch mit Hormonen (Gestagene, Kortison oder Androgene) unternehmen. Diese Hormonpräparate können den Appetit verbessern und zu einer Gewichtssteigerung führen. Es handelt sich hierbei um eine wünschenswerte Nebenwirkung, da diese Hormone primär andere Hauptwirkungen haben. Kortison beeinflußt allerdings den Zuckerstoffwechsel und sollte bei Diabetes bzw. drohendem Diabetes nur sehr zurückhaltend eingesetzt werden. Gestagene können Wassereinlagerungen im Gewebe verursachen und so eine fälschliche Gewichtszunahme vortäuschen. Auch durch Psychopharmaka läßt sich der Appetit beeinflussen. Manche Psychopharmaka verbessern den Appetit, andere können ihn hemmen. Die appetitanregende Wirkung mancher Hormone (z. B. Gestagene) beruht unter anderem auch auf der positiven Beeinflussung der Psyche. In der gewohnten familiären Atmosphäre schmeckt das Essen häufig besser. Hier lassen sich auch Aversionen durch »geschicktes Arrangieren« der Mahlzeiten vermeiden oder zumindest lindern. Tumor- oder therapiebedingte Geschmacksänderungen können durch entsprechendes Würzen der Speisen beseitigt oder zumindest gelindert werden.

## 29. Mir bekommt die Astronautenkost schlecht. Regelmäßig bekomme ich danach Durchfall.

Leider klagen viele Menschen über eine Unverträglichkeit. Bevor man jedoch auf sie verzichtet, sollte man überlegen, welche Ursachen für die Unverträglichkeit verantwortlich sind und ob sich diese nicht beheben lassen. Mehrere Ursachen kommen in Frage:

- Auch zur Verdauung von Trinknahrungen sind Enzyme notwendig, wenn es sich nicht um Elementardiäten handelt. Auf ausreichende Dosierung achten.
- Zu einem Durchfall kommt es häufig, wenn zuviel von der Astronautenkost auf einmal oder wenn sie zu schnell getrunken wird.

- Einige, besonders magenoperierte Patienten bekommen nach einer hyperosmolaren Zusatznahrung Durchfall und Dumpingbeschwerden. In diesem Fall kann die Zusatznahrung mit Tee um die Hälfte verdünnt werden. Es gibt auch Zusatznahrungen mit unterschiedlicher Osmolarität.

- Manchmal ist Ballaststoffmangel die Ursache des Durchfalls. In diesem Fall können ballaststoffreiche Zusatznahrungen gegeben werden.

- Insbesondere magen-/dünndarmoperierte Patienten vertragen die in der Zusatznahrung enthaltenen Fette sehr schlecht und reagieren mit Durchfall. Bei ihnen sollten Trink- und Sondennahrungen mit hohem MCT-Anteil verabreicht werden. Es gibt spezielle Zusatznahrungen mit hohem MCT-Fettanteil.

- Wenn die Temperatur der Sondenkost zu niedrig ist, sollte sie vor Einnahme der Sondenkost erhöht werden.

## 30. Wann ist eine künstliche Ernährung auf enteralem Wege (auch Ernährungssonde genannt) notwendig? Welche Vorteile hat sie gegenüber der parenteralen Ernährung?

Wenn die Ernährung auf normalem Weg, d. h. über den Mund, nicht mehr in ausreichendem Maße möglich ist, kann die Nahrung über eine Sonde durch die Nase (nasale Ernährungssonde) oder über einen Katheter durch die Bauchhaut hindurch (Witzelfistel, PEG oder PEJ) in den Magen oder Dünndarm zugeführt werden. Die auf diesem Wege in den Magen-Darm-Trakt gebrachte Nahrung wird Sondennahrung genannt.

Der Vorteil gegenüber der parenteralen Ernährung besteht darin, daß bei der künstlichen enteralen Ernährung die normale Magen-Darm-Passage erhalten bleibt. Die Darmschleimhaut bleibt so intakt, und bakterielle Überwucherungen treten nicht auf. Die Barriere- und Immunfunktion des Darms bleibt erhalten.

Die Sondenernährung ist problemloser, komplikationsärmer und preiswerter als die parenterale Ernährung. Wichtig ist, daß die Sondenkost immer frisch verabreicht wird. Geöffnete Flaschen dürfen nur im Kühlschrank und dort auch nur maximal einen Tag aufbewahrt werden. Die Sondennahrung ist bei Zimmertemperatur einzunehmen. Ihre Menge sollte langsam gesteigert werden, da es sonst zu Durchfall kommt.

## 31. Wann wird eine parenterale Ernährung (über die Vene) durchgeführt?

Dies geschieht immer dann, wenn eine Ernährung über den Mund (oraler Weg) oder via Sonde (enteraler Weg) nicht mehr möglich ist, nicht ausreicht oder im Magen-Darm-Trakt nicht genügend verarbeitet werden kann. Der große Vorteil ist, daß durch eine parenterale Ernährung ein Ernährungsdefizit sehr viel schneller als auf enteralem Wege ausgeglichen werden kann.
Die Durchführung einer parenteralen Ernährung bedarf einer intensiven Überwachung sowie besonderer Kenntnisse und Erfahrungen der Ärzte, des Pflegepersonals und der Angehörigen. Die Anlage eines Zugangs zu den großen Körpervenen ist obligat. Am besten ist die Anlage eines Ports (Abbildungen 5.1 und 5.2, S. 95).

## 32. Bei mir ist langfristig eine parenterale Ernährung notwendig. Kann diese auch zu Hause durchgeführt werden?

Seit einigen Jahren besteht die Möglichkeit zur parenteralen Heimernährung. Hiervon wird aus Gründen der besseren Lebensqualität Betroffener, aber auch aus Kostengründen zunehmend Gebrauch gemacht. Schließlich bedeutet eine häusliche Versorgung nicht nur mehr Lebensqualität für den Patienten, sondern sie ist auch kostengünstiger für die Krankenkasse als ein Krankenhausaufenthalt.

Die parenterale Heimernährung ist in der Regel an die Zusammenarbeit von Krankenhaus- und Hausärzten mit einem kommerziellen Anbieter von Serviceleistungen gebunden. Diese kommerziellen Anbieter versorgen den Patienten mit den zur Behandlung notwendigen Infusionslösungen entsprechend der ärztlichen Verordnung. Zu Hause wird die Ernährung engmaschig von Fachkräften dieser kommerziellen Anbieter, meistens von Ernährungsschwestern, überwacht. Die Patienten und deren Angehörige werden in der Regel intensiv geschult, um die Pflege des Katheter-Infusionssystems übernehmen zu können. Der notwendige Aminosäuren-, Kohlenhydrat-, Eiweiß-, Kalorien-, Fett- und Elektrolytgehalt wird dem sich ständig ändernden Bedarf angepaßt.

## 33. Mein Arzt empfiehlt mir eine diätetische Ernährung. Übernimmt die gesetzliche Krankenversicherung (GKV) die Mehrkosten?

Die Versorgung mit Nahrungs- oder Lebensmitteln gehört grundsätzlich nicht zu den Aufgaben der GKV. Dies gilt selbst dann, wenn sie auch geeignet sind, eine Krankheit zu heilen oder zu lindern.

In Ausnahmefällen können Mehraufwendungen durch die Krankenkassen übernommen werden, wenn die Kosten der ärztlich verordneten Ernährung die Kosten der üblicherweise verwendeten Nahrungsmittel in einem wirtschaftlich nicht zumutbaren Maße übersteigen.

Nach den Arzneimittelrichtlinien sind grundsätzlich nicht verordnungsfähig: Genußmittel, Weine, Mineral-, Heil- oder andere Wässer, Saftzubereitungen, Würz- und Süßstoffe, Krankenkost- und Diätpräparate.

## 34. Ich muß künstlich durch eine Magensonde bzw. eine Gastroenterostomie bzw. PEJ (PEG) ernährt werden. Die Sondenkost ist unentbehrlich, leider jedoch recht teuer. Wird die gesetzliche Krankenkasse die Kosten übernehmen?

Sondennahrungen sind verordnungsfähig. Wenn die Notwendigkeit der Sondenkost medizinisch indiziert und ärztlich verordnet wurde, wird die Kasse die Kosten übernehmen. Bei der Sondenkost handelt es sich zwar auch um eine zum Verzehr für den Menschen bestimmte Nahrung. Diese Art Kost fällt jedoch soweit aus dem Rahmen einer üblichen Ernährung, daß mit einer Übernahme der Kosten durch die Kasse gerechnet werden kann.

Ist die Sondennahrung als Arzneimittel rezeptiert, erklären sich die Krankenkassen in der Regel zur Übernahme der Kosten für die künstliche Ernährung bereit. Dies tun sie nicht zuletzt auch deswegen, weil möglicherweise ein stationärer Krankenhausaufenthalt verhindert werden kann.

Im allgemeinen stellt der Krankenhausarzt die Bescheinigung aus. Einige Krankenkassen fordern zusätzlich während des Verlaufs der ambulanten Ernährungstherapie eine weitere Bescheinigung. Wichtig ist, daß der Arzt nicht nur die Notwendigkeit der Sondenernährung bescheinigt, sondern darüber hinaus auch die medizinische Indikation zur Sondenernährung darlegt.

*35. Wegen extremer Schwierigkeiten bei der Speisen-
aufnahme muß ich eine besondere Ernährung
haben. Es soll sogar eine künstliche parenterale
Ernährung zu Hause durchgeführt werden. Sie
soll sehr teuer sein. Wer übernimmt die Kosten?
Mein Hausarzt hat Angst vor einem möglichen
Arzneimittelregreß!*

Die bei dieser Erkrankung notwendige Elementardiät wird nach
den Arzneimittelrichtlinien von den Krankenkassen übernommen.
Gleiches gilt für Infusionslösungen, die parenteral, d. h. meist über
die Vene, infundiert werden.
Oft herrscht bei den verschreibenden Ärzten große Unsicherheit
wegen eines möglichen Arzneimittelregresses im Rahmen der Wirt-
schaftlichkeitsprüfung nach § 6 SGB V. Die Behandlung besonderer Patienten, die bei einem anderen Arzt der Vergleichsebene nicht
gegeben ist und im Einzelfall hohe Arzneimittelkosten verursacht,
gilt als Praxisbesonderheit. In der Regel werden die Kosten der ambulanten Infusionen zu Hause bei einer eventuellen Wirtschaftlich-
keitsprüfung immer als Praxisbesonderheit berücksichtigt.

*36. Wegen extremer Untergewichtigkeit benötige ich
eine Zusatznahrung. Mein Arzt weigert sich,
diese zu rezeptieren, da er einen Regreß von der
Krankenkasse befürchtet. Fällt dies nicht in den
Zuständigkeitsbereich der gesetzlichen Krankenversicherung?*

Der Arzt wird sich der Verschreibung einer solchen Zusatznahrung
wohl kaum widersetzen können. Wenn er dies dennoch tut, so
wenden Sie sich unmittelbar an die Krankenkasse!

Diätetika – und dazu zählt hier die Zusatznahrung – können nämlich gemäß den Arzneimittel-Richtlinien in besonders begründeten
Einzelfällen zu Lasten der gesetzlichen Krankenversicherungen
(GKV) verordnet werden. Allerdings ist die frühere Bestimmung
hinfällig, daß Diätetika zuzahlungsfrei sind. Pro Verordnung muß
der Patient – so er sich nicht hat befreien lassen – eine Zuzahlung
leisten.

Die gesetzliche Krankenversicherung wird die Kosten jedenfalls
dann übernehmen, wenn die Kosten der Zusatznahrung zu erheblichen finanziellen Belastungen des Patienten führen. Dabei kann die
Frage, ob unzumutbare finanzielle Belastungen anzunehmen sind,
nur nach Lage des Einzelfalls beantwortet werden.

## 37. Bekomme ich von der Kasse gegebenenfalls die Kosten für von mir selbst beschaffte Krankenkost erstattet?

Grundsätzlich erstatten die Kassen den Pflichtversicherten die Kosten selbstbeschaffter Arzneimittel im nachhinein nicht. Erforderlich ist vielmehr, daß ein Vertragsarzt die Krankenkost zuvor verordnet. Wegen der Besonderheit der Inanspruchnahme von Krankenkost als Arzneimittel empfiehlt es sich aber in jedem Fall, sich
vorher an die Kasse zu wenden – also auch dann, wenn der Vertragsarzt die Verordnung nicht verweigert oder wenn es sich um einen freiwillig Versicherten mit Anspruch auf Kostenerstattung
handelt!

## 38. Wo können sich total und partiell Pankreatektomierte informieren und eventuell ihre Erfahrungen austauschen?

Total Pankreatektomierte haben häufig viele Probleme und müssen einen langen Leidensweg durchmachen, auf dem sie aus ihren Erfahrungen lernen. Dieser Leidensweg kann verkürzt werden, wenn möglichst bald im Anschluß an die Operation ein stationärer Aufenthalt in einer Krebsnachsorgeklinik (AHB-Klinik) stattfindet, die sich auf die Rehabilitation von Bauchspeicheldrüsenkrebspatienten spezialisiert hat. Erfahrene Ärzte und Diätberater und häufig auch Patienten mit ähnlichen Problemen helfen hier. Günstig ist, wenn Betroffene ihre Erfahrungen untereinander austauschen, voneinander lernen und sich gegenseitig helfen. Total Pankreatektomierte sollten daher einer Selbsthilfegruppe beitreten. Die Adresse der nächstgelegenen Selbsthilfegruppe können Sie erfahren über: Arbeitskreis der Pankreatektomierten e. V., Krefelder Str. 3, 41539 Dormagen, Telefon 0 21 33/4 23 29, Fax 0 21 33/ 4 26 91.

# 8 Welche diagnostischen Maßnahmen sind in der Nachsorge notwendig? Wie macht sich ein Fortschreiten der Erkrankung bemerkbar?

Fragen zu Nachsorgeuntersuchungen zur Feststellung eines Krankheitsrückfalls

## 1. Welche Nachsorgeuntersuchungen empfehlen Sie mir, damit ich sicher sein kann, daß die Krankheit nicht fortschreitet bzw. erneut ausbricht?

Eine absolute Sicherheit gibt es nicht. Zwar sind die heutigen diagnostischen Möglichkeiten um ein Vielfaches besser als noch vor Jahren, aber dennoch lassen sich Rezidive und Metastasen erst ab einer bestimmten Größe feststellen.

Um Ihnen einen individuellen, auf Ihre Bedürfnisse zugeschnittenen Nachsorgeplan zu empfehlen, muß man Genaues über die Art, die Lokalisation, die feingeweblichen Eigenheiten, die Ausdehnung Ihrer Erkrankung und die durchgeführten Therapien wissen. Je nach Schweregrad der Erkrankung, je nach durchgeführter Therapie, je nach Stärke der Immunabwehr und anderer Einflußfaktoren bedarf es spezieller Nachsorgeuntersuchungen. Sie sollten auf jeden Fall Ihren behandelnden Arzt fragen, wann und in welchen Abständen Sie welche Untersuchungen machen lassen sollten.

Unterliegen Sie nicht der falschen Vorstellung, daß durch die Nachsorgeuntersuchungen eine Wiedererkrankung verhindert

werden könnte! Die Rezidive lassen sich lediglich im Optimalfall
zu einem so frühzeitigen Zeitpunkt erkennen, daß eine Behandlung
und Heilung noch möglich sind.

*2. Warum empfehlen Sie mir überhaupt Nachsorge-
untersuchungen? Der Chirurg hat mir doch versi-
chert, daß der gesamte Tumor und die gefährdeten
Lymphknoten entfernt wurden. Im übrigen würde
ich sowieso keiner neuen Operation zustimmen,
falls etwas festgestellt werden sollte.*

Kein Arzt – auch nicht Ihr operierender Chirurg – kann Ihnen eine
hundertprozentige Sicherheit geben. Auch wenn der Chirurg den
Tumor vollständig entfernt zu haben glaubt, so besteht doch ein
mehr oder minder großes Wiedererkrankungsrisiko. Das Risiko ist
um so höher, je schlechter die Prognosefaktoren sind (Tabelle 1.14,
S. 37). Bei der Operation können sich eventuell unbemerkt kleine
Tumorzellnester dem Auge des Operateurs entzogen haben oder in
die Blutbahn abgeschwemmt worden sein. Sie können Ausgangs-
punkt für neue Krebsgeschwülste bzw. Metastasen sein, die jedoch
bei rechtzeitiger Erkennung erfolgreich behandelt werden können.
Die Nachsorge zielt übrigens nicht nur darauf ab, Rezidive oder
Metastasen möglichst frühzeitig zu erkennen. Viele andere Gründe
sprechen zusätzlich für die Notwendigkeit von Nachsorgeuntersuchungen. Zu ihnen gehören:

● Erkennung und Behandlung von Operationsfolgestörungen,
  wie z. B. Diabetes, Störungen der Nahrungsaufnahme, Appetitlosigkeit, Verdauungs- und Verwertungsstörungen, Mineral-
  stoff- und Vitaminmangel, Magengeschwüre, Auswirkungen
  der Medikamente auf z. B. Herz und Kreislauf oder Blut und
  viele andere mehr.
● Früherkennung eventueller Zweiterkrankungen.

● Tumorprophylaxe und Beratung für richtige Verhaltensweisen, allgemeine Vorsorgemaßnahmen.

● Sozialrechtliche Beratung und Einleitung von Hilfen, Beratung bei eventuellen beruflichen Problemen. Es gibt mehr Hilfen, als viele annehmen.

● Beratung bei eventuellen psychischen, familiären Problemen, Beratung und Information von Angehörigen.

## 3. Wie kommt es, daß manche Patienten schon nach so kurzer Zeit, andere hingegen viele Jahre, ja Jahrzehnte keinen Rückfall bzw. Metastasen bekommen? Hängt das mit der Therapie zusammen oder mit der Sorgfalt der Nachsorgeuntersuchungen?

Ob eine Wiedererkrankung (Rezidiv oder Metastasierung) auftritt oder ob es zu einem Rückfall schon sehr bald oder erst nach vielen Jahren kommt, hängt von vielen Faktoren ab. Diese Faktoren nennt der Mediziner Risiko- bzw. Prognosefaktoren (Tabelle 1.14, S. 37).

## 4. Wie häufig sollten Nachsorgeuntersuchungen vorgenommen werden? Welche Untersuchungen sind notwendig?

Diesbezüglich kann man keine pauschalen Empfehlungen geben. Je nach Bösartigkeit des Tumorgewebes, Beschwerdebild, aber auch je nach Therapiefolgestörungen und anderen Problemen sind unterschiedliche Untersuchungen in anderen Zeitabständen notwendig. Grundsätzlich gibt es ein Basisuntersuchungsprogramm. Hierzu gehören bei operierten Patienten Arztbesuche in mindestens zweimonatigen Abständen im ersten Jahr nach dem Abschluß der Behandlung, in dreimonatigen Abständen im zweiten Jahr, in viermonatigen Abständen im dritten Jahr und danach in sechsmonatigen Abständen. Die Kontrollen sollten danach halbjährlich ein Leben lang durchgeführt werden.

Wurde keine Operation durchgeführt, sind die Zeitintervalle zwischen den einzelnen Nachsorgeuntersuchungen wesentlich kürzer. In der Regel sind sie in Abhängigkeit von der Beschwerdesymptomatik zu wählen.

Das Basisprogramm bei den Arztbesuchen beinhaltet ein ausführliches »Frageprogramm des Arztes«, die körperliche Untersuchung, Blutuntersuchungen einschließlich der Bestimmung der Tumormarker, Ultraschalluntersuchungen, gelegentlich auch Computertomographien. Eine Röntgenuntersuchung der Lunge sollte mindestens einmal jährlich erfolgen.

Bei Patienten mit endokrinen Tumoren sind Tumormarker ohne Wert. Überhaupt ist das Nachsorgeprogramm bei diesen Patienten anders.

## 5. Wer sollte die Nachsorgeuntersuchungen durchführen?

Leider gibt es gar nicht so viele Ärzte, die sich in der Tumor- und Ernährungsproblematik auskennen und die notwendigen Untersuchungsmethoden beherrschen. Grundsätzlich können Sie natürlich jeden Arzt, auch Facharzt, Ihres Vertrauens aufsuchen! Dies gilt allerdings häufig nicht für die Behandlung bei Klinikärzten, da diese ja in erster Linie für die Krankenhausbehandlung zuständig sind und von den gesetzlichen Krankenkassen nicht für die ambulante

Versorgung zugelassen sind. Privatpatienten haben in der Regel allerdings auch die Möglichkeit, Ärzte in den Akutkrankenhäusern oder Krebsnachsorgekliniken aufzusuchen.

## 6. Welche Beschwerden sollten Anlaß eines vorzeitigen Arztbesuchs sein?

Hierzu gehören:

- *Schmerzen:* Sie können vielfältige Ursachen haben. Kolikartige Schmerzen oder ein Dauerschmerz neben der Wirbelsäule, der in den Rücken oder gürtelförmig ausstrahlt, zwingen zu weiterführenden Untersuchungen. Die Schmerzen treten meist unabhängig von der Nahrungsaufnahme auf. Gelegentlich werden sie bei vornübergebeugtem Oberkörper im Sitzen gelindert, manchmal auch umgekehrt bei gestrecktem Oberkörper. Die durch Tumoren im Kopfbereich bedingten Schmerzen strahlen häufiger in die rechte, Tumoren des Körpers und des Schwanzes häufig in die linke Seite aus.
  Krampfartige Bauchschmerzen können Warnhinweise für einen beginnenden Darmverschluß sein.
- *Fieber, Schmerzen und Gelbsucht* sind typische Symptome für eine mögliche Abflußbehinderung im Bereich der Gallenwege und zwingen zur sofortigen antibiotischen Therapie bzw. zu einer Beseitigung des Abflußhindernisses.
- *Veränderte Stuhlgewohnheiten:* Ein farbloser oder lehmfarbiger, stinkender (Fett-)Stuhl ist ein Hinweis für nicht abgebautes Fett. Entweder produziert die Drüse nicht mehr genügend Enzyme, oder die Ausführungsgänge der Bauchspeicheldrüse sind verstopft/verlegt.
- *Thrombosen:* Bei einer tiefen Beinvenenthrombose oder gar einer Lungenembolie muß immer an die Möglichkeit eines Fortschreitens der Krankheit gedacht werden. Besonders der Pfortaderbereich ist thrombosegefährdet.

- *Gelbsucht:* Eine Gelbsucht kann von einem Leberbefall oder einem Verschluß der Gallengänge herrühren.
- *Erbrechen:* Erbrechen sollte an eine Einengung des Magens bzw. des Zwölffingerdarms denken lassen. Durch eine endoskopische oder radiologische Untersuchung läßt sich die Ursache der Enge feststellen.
- *Gewichtsverlust:* Gewichtsverlust und Kräfteverfall trotz normaler Nahrungsaufnahme können darauf hindeuten, daß die Passage des Speisebreis behindert ist, daß die Nahrungsstoffe unzureichend vom Darm aufgenommen werden und/oder daß sich die Krebserkrankung bereits ausdehnt. Gewichtsverlust muß jedoch nicht auf ein Rezidiv hinweisen. Gerade nach einer Whipple-Operation kommt es häufig in den ersten Wochen/Monaten nach der Operation zu einem Gewichtsverlust.
- *Unerklärbare Gewichtszunahme mit Zunahme des Bauchumfangs:* Eine falsche Gewichtszunahme kann durch Einlagerung von Wasser in den Beinen, aber auch im Bauchraum bedingt sein (Aszites). Neben einem Eiweißmangel und einer Herzschwäche muß man bei einer Zunahme des Bauchumfangs auch immer an einen Tumorbefall des Bauchfells denken (Peritonealkarzinosis).

## 7. Falls es zu einer Wiedererkrankung kommt, wo manifestiert sich diese? Welches sind die bevorzugten Metastasierungsorte?

Häufig hat sich der Tumor schon zum Zeitpunkt der Diagnose ausgedehnt und die Gefäße (Blut- und Lymphgefäße) oder gar den Zwölffingerdarm oder den Magen erreicht.

Erfolgte die Ausbreitung über den Blutweg (hämatogen), so sind die Leber (75 %), die Lunge (15 %), das Bauchfell und das Skelett (5 %) befallen.

Erfolgte die Ausbreitung über die Lymphwege (lymphogen), so sind am häufigsten die Lymphknoten im Bauchraum und danach die Leber betroffen.

Bei einer Ausbreitung in das umliegende Gewebe (peripankreatische Ausbreitung) sind am häufigsten das vordere Bauchfell, der hintere Bauchraum (retroperitonealer Befall) oder der Magen/ Darm betroffen.

Die retroperitoneale Ausbreitung ist besonders gefürchtet, weil sie sich schlecht erkennen und behandeln läßt und häufig mit starken Schmerzen einhergeht. Manchmal liegen die Tumoren vor der großen Schlagader (Aorta) oder den Venen (Vena mesenterica), wo sie sich schlecht operieren lassen.

Bei einer lokalen Ausbreitung in Richtung Magen kann es zu einer Einengung des Magenausgangs und/oder des Zwölffingerdarms kommen. Bei einer Ummauerung des Zwölffingerdarms kann es darüber hinaus zu einer Behinderung des Galleabflusses und einem Rückstau in die Leber mit einer Gelbsucht kommen.

## 8. Welche Beschwerden können auf Lebermetastasen hinweisen?

Zu Beginn geht ein Leberbefall ohne Symptome und Schmerzen einher. Erst ab einer gewissen Größe oder wenn die in der Leber befindlichen Gallengänge betroffen sind, kommt es zu einer Gelbsucht. Sie ist meist schmerzlos und geht nicht selten mit Juckreiz einher. Der Urin ist häufig dunkelbierfarben, der Stuhl entfärbt sich.

Schmerzen treten erst relativ spät auf. Sie machen sich durch Druckgefühl bemerkbar. Im Spätstadium kommt es – wenn unbehandelt – zu einer erhöhten Blutungsneigung, einer verminderten Eiweißbildung und zu einer Wassereinlagerung in den Beinen sowie einer Bauchwassersucht.

Da es typische Symptome für einen Leberbefall nicht gibt, sollten
in der Nachbetreuung regelmäßige Ultraschalluntersuchungen und
Blutuntersuchungen vorgenommen werden. Sie sind wesentlich genauer als Beschwerden und Änderungen der Befindlichkeit.

## 9. Welche Symptome weisen auf eine Tumor-
   ausbreitung im Bauchraum?

Beschwerden der Magen-Darm-Passage mit Gewichtsverlust sind
erste Verdachtssymptome. Appetitlosigkeit, Widerwillen gegen
Speisen und eine besondere Geruchsempfindlichkeit können Vor-
boten sein. Kommt es zu einer Ausdehnung in den hinteren Bauchraum, so sind Rückenschmerzen Warnhinweise.
Ist das Bauchfell befallen, kann es zu einer fälschlichen Gewichtszunahme und zu einer Zunahme des Bauchumfangs kommen.
Fälschlich deswegen, weil die Gewichtszunahme durch eine Zunahme des Bauchwassers bedingt ist. Die Bildung von Bauchwasser läßt sich sehr leicht bei der Ultraschalluntersuchung feststellen.
Da es typische Symptome nicht gibt, sollte bei Verdacht eine Computertomographie oder ein NMR/MRT veranlaßt werden.

## 10. Ich erhielt von meinem Arzt einen Tumor-
   nachsorgepaß ausgehändigt. Welchem Zweck
   dienen diese Pässe?

In diesem Paß sind wesentliche Daten Ihrer Erkrankung, Ihrer Er-
krankungsgeschichte und die Untersuchungsergebnisse festgehal-
ten. Einer der Hauptgründe für die Einführung derartiger Tumor-
pässe ist die Vorstellung, daß gleichzeitig mitbehandelnde Ärzte

sich sehr schnell über schon erfolgte Untersuchungen informieren können und daß hierdurch unnötige Mehrfachuntersuchungen unterbleiben. Im allgemeinen stellt der Krankenhausarzt den Paß aus. Falls nicht geschehen, so bitten Sie Ihren Hausarzt darum. Er kann ihn gegebenenfalls bei seiner kassenärztlichen Vereinigung anfordern. Für Sie ist dieser Paß eine Art Fahrplan, der Sie an die Einhaltung der Nachsorgetermine erinnern soll. Sie sollten die in ihm festgelegten Termine sehr genau einhalten, um nicht Wesentliches zu versäumen.

## 11. Was versteht man unter Tumormarkern, und welche Tumormarker sollte man in der Nachsorge kontrollieren lassen?

Unter Tumormarkern versteht man Substanzen, die von Krebszellen in die Blutbahn abgegeben und dort laborchemisch nachgewiesen werden können. Es gibt hunderte verschiedener Tumormarker, die bei der Suche nach Karzinomherden empfohlen werden. Bei Patienten mit Bauchspeicheldrüsenkrebs haben die meisten von ihnen jedoch nur einen beschränkten Wert, am ehesten haben das carzino-embryonale Antigen (CEA) und der monoklonale Antikörper CA 19–9 eine gewisse Aussagekraft.
Es handelt sich bei ihnen um relativ unspezifische und wenig empfindliche Tumormarker. Unspezifisch deswegen, weil sie auch bei gutartigen Erkrankungen und aus anderen Gründen erhöht sein können. Wenig empfindlich deswegen, weil sie trotz Wiedererkrankung manchmal unauffällig sein können und erst ab einer bestimmten Tumorgröße nachweisbar sind. Erhöhte CA 19–9-Blutwerte, also fälschlich positive Werte, findet man häufig bei Leberzirrhose, bei Gallensteinen, bei Gallestau und bei Entzündungen der Bauchspeicheldrüse. In den ersten Monaten nach einer

Whipple-Operation ist das CA 19-9 häufig »falsch positiv erhöht«.

Tumormarker eignen sich weniger zur Rezidivfrüherkennung als zur Verlaufsbeurteilung und Überprüfung des Therapieerfolges. Kommt es beispielsweise zu einer Erniedrigung der Tumormarker während einer Therapie, so kann man von einem Ansprechen des Tumors auf diese Therapie ausgehen. Die Therapie sollte dann fortgeführt werden! Reagieren die Tumormarker hingegen nicht, ja steigen sie sogar an, so erübrigt sich eine Weiterführung der Therapie. Möglicherweise muß eine andere Therapie gewählt werden. Wird bei den Nachsorgeuntersuchungen ein Anstieg der Tumormarker festgestellt, so ist dies immer ein Verdachtsmoment, dem nachzugehen ist. Neben diesen »konventionellen« Tumormarkern werden in der Krebsdiagnostik zunehmend molekulare Tumormarker eingesetzt. Diese Tumorsuppressorgene (p16, p53, DPC 4, BRCA 2) eignen sich allerdings mehr zur Früherkennung des Krebsleidens und weniger für Verlaufsuntersuchungen in der Nachsorge. Sie befinden sich im Gewebe der Bauchspeicheldrüsengänge.

## 12. Reichen engmaschige Tumormarkerkontrollen aus?

Nein, auf keinen Fall! Ihre Empfindlichkeit darf nicht überschätzt werden. Die Abwesenheit eines Tumormarkers im Blut schließt ein Rezidiv nicht aus. Manche Tumoren führen erst sehr spät zu einer Erhöhung der Tumormarker.

*13. Die Nachsorgeuntersuchungen sind immer sehr lästig und nehmen viel Zeit in Anspruch. Meist sehe ich den Arzt auch nur sehr kurze Zeit und vergesse dann in der Hektik, die mich zu Hause immer bedrängenden Fragen zu stellen bzw. auf Fragen des Arztes erschöpfend zu antworten.*

Vielleicht helfen hier folgende Verhaltensvorschläge:

- Sie sollten sich für alle Fälle die Telefonnummer des behandelnden Arztes aufschreiben.
- Sie sollten sich grundsätzlich vor dem Arztbesuch erkundigen, wann er Sprechstunde hat und ob er nicht seine Tumorpatienten zu einem bestimmten Termin bestellt. Lassen Sie sich nach Möglichkeit einen festen Termin geben!
- Merken Sie sich Ihren nächsten Arzttermin! Halten Sie in Ihrem eigenen Interesse alle Nachsorgetermine gewissenhaft ein!
- Machen Sie sich ruhig vor dem Arztbesuch Notizen, damit Sie nichts vergessen! Oft fällt einem das Wichtigste ja erst dann ein, wenn man wieder zu Hause ist. Je präziser Sie dem Arzt Auskunft geben bzw. Ihre Beschwerden schildern können, desto mehr Zeit hat er für andere wesentliche Untersuchungen oder Gespräche mit Ihnen.
- Sagen Sie dem Arzt, ob Gewichtsveränderungen oder Schmerzen – auch rheumatischer Arzt – aufgetreten sind! Wenn Sie Schmerzen haben, so beschreiben Sie ihm die Lokalisation und die Art der Schmerzen (dumpf, scharf, kolikartig, in den Rükken ausstrahlend, gürtelförmig, bei Belastungen oder in Ruhe, tagsüber oder besonders nachts). Sind die Schmerzen abhängig von der Nahrungsaufnahme? Sind die Schmerzen geringer bei Bewegung, bei Lagewechsel? Fühlen Sie Erleichterung in Hockstellung?
- Sagen Sie dem Arzt, ob Änderungen des Stuhlgangs eingetreten sind, wie z. B. Verstopfung oder Durchfall! Welche Farbe hat der Stuhl? Ist er stark voluminös, stinkt er?

- Welche Medikamente, Vitamintabletten oder ähnliches – auch Naturheilmittel und alternative (paramedizinische) Therapien – nehmen Sie ein bzw. wenden Sie an?
- Antworten Sie dem Arzt möglichst genau und ehrlich! Lügen können unter Umständen gefährlich sein!
- Verwendet der Arzt medizinische Fachausdrücke, die Sie nicht verstehen, so fragen Sie ihn ruhig nach deren Bedeutung! Auch dem Arzt ist sehr an Ihrem Verständnis und Ihrer Mitarbeit gelegen.
- Verlangen Sie vom Arzt nicht eine bestimmte Behandlungsmethode oder bestimmte Medikamente, aber sagen Sie ihm offen, wenn Sie schlechte Erfahrungen mit bestimmten Arzneimitteln oder Behandlungsmethoden gemacht haben!
- Achten Sie mit darauf, daß Medikamente und Hilfsmittel nicht auf ein und dasselbe Rezept geschrieben werden!
- Wenn alle Untersuchungen abgeschlossen sind, lassen Sie sich das Wichtigste erklären! Dies betrifft auch die Verordnung.
- Halten Sie die Verordnungen des Arztes bezüglich der Medikamente und empfohlenen Verhaltensweisen ein! Sonst kann er sich bei den folgenden Nachsorgeuntersuchungen kein Bild von dem Erfolg der Behandlung machen.

## 14. Bei mir sollen häufig Ultraschalluntersuchungen (Sonographien) durchgeführt werden. Wie ist die Aussagekraft derartiger Untersuchungen?

Bei der Sonographie wird mit Hilfe energiereicher Schallwellen die unterschiedliche Schallreflexion von Organgeweben für die Diagnosestellung ausgenutzt. Jedes Organ hat nämlich ein anderes Schallreflexmuster.
Es handelt sich um eine schmerzlose und komplikationslose Untersuchungsmethode, die außerordentlich aussagekräftig ist und die

man beliebig oft wiederholen kann, ohne Angst vor schädlichen Auswirkungen haben zu müssen. Mit ihr können die inneren Organe, wie Leber, Niere, Harnleiter und Lymphknoten, gut beurteilt werden. Bei gefüllter Blase gestattet sie gewisse Aussagen über die Prostatagröße; nach Entleerung der Blase ist eine relativ genaue Restharnbestimmung möglich.

Sie ist gerade bei Pankreaskarzinompatienten eine sehr wichtige Untersuchung, da sich mit ihr das Lebergewebe, das ja besonders gefährdet ist, sehr gut beurteilen läßt. Auch läßt sich durch sie eine Gallestauung bzw. Luft in den Gallenwegen leicht nachweisen. In den letzten Jahren hat sich die Bildqualität des Ultraschalls derartig verbessert, daß Leberherde von weniger als 0,3 cm Größe gut erkannt werden können.

Bei der Suche bzw. dem Ausschluß von Tumorabsiedlungen in den anderen Regionen des Bauchraums ist sie der Computertomographie allerdings unterlegen. Die Computertomographie und/oder das NMR werden bei unklarem Ultraschallbefund eingesetzt.

Eine besondere Form ist die Endosonographie (endoskopischer Ultraschall). Sie verbindet die Vorzüge der Endoskopie mit denen des Ultraschalls, da gleichzeitig Gewebeproben aus dem Magen-Darm-Trakt entnommen werden können.

Bei ihr wird das Schallgerät mit dem Gastroskop in den Magen und Zwölffingerdarm eingeführt. Die in direkter Nähe des Magens und des Dünndarms gelegenen Gewebestrukturen können so sehr gut beurteilt werden. Auch diskrete Veränderungen im Gewebe der Bauchspeicheldrüse und des Bauchspeicheldrüsengangs sind mit dieser Methode erkennbar. Die Endosonographie gilt daher als eine wichtige Untersuchung zur Feststellung bösartiger Veränderungen in der Bauchspeicheldrüse; in der Nachsorge hingegen wird sie nur selten eingesetzt.

*15. Wegen starker Rückenschmerzen wurde bei mir eine Röntgenaufnahme der Wirbelsäule vorgenommen, die erfreulicherweise keinen krankhaften Befall des Knochens zeigte. Die Schmerzen bestehen jedoch fort. Welche anderen Untersuchungsmöglichkeiten empfehlen Sie?*

Besonders die Tumoren des Bauchspeicheldrüsenkörpers und des -schwanzes dehnen sich gerne im hinteren Bauchraum aus und verursachen Schmerzen, ohne daß sich jedoch im Knochen selber Krankheitszeichen nachweisen lassen. Meist hat der Tumor die dort verlaufenden Nerven befallen. Die Herde lassen sich am besten in der Computertomographie (CT) oder der Kernspintomographie nachweisen.
Sollte der Tumor die Wirbelsäule befallen haben, so eignet sich als Suchmethode eher die Skelettszintigraphie als die Röntgenuntersuchung.

*16. Bei mir sollen eine Biopsie und eine Punktion vorgenommen werden. Ist diese Untersuchung schmerzhaft? Könnten dadurch nicht Tumorzellen möglicherweise verschleppt werden?*

Zytologische oder histologische Untersuchungen, also Untersuchungen von Zell- und Gewebeproben, sind heute bei der Mehrzahl der Patienten ohne große Belastung des Betroffenen durch eine Ultraschall- oder CT-gesteuerte Punktion möglich.
Mittels einer Feinnadelbiopsie läßt sich Flüssigkeit aus Zysten oder Zellmaterial aus tumorverdächtigen Veränderungen, aus Tumoren oder aus Metastasen in Leber bzw. Lymphknoten untersuchen.
Verwendet der Arzt Nadeln mit größerem Durchmesser, kann er

dabei auch Gewebeproben für die Untersuchung durch einen Pathologen gewinnen.
Die Biopsie ist ein ungefährliches Untersuchungsverfahren. Die zuweilen geäußerte Befürchtung, bei der Entnahme könnten Tumorzellen »ausgeschwemmt« werden, die dann Metastasen bilden, ist im wesentlichen unbegründet.

## 17. Wie groß muß ein Tumor sein, damit er bei den Nachsorgeuntersuchungen erkannt wird?

Das hängt davon ab, wo sich das Rezidiv befindet. An der Operationsstelle ist das Rezidiv oft im Narbengewebe eingebettet. Dann muß der Tumor schon etwa 2 cm groß sein, um bei der Computertomographie vom umliegenden Gewebe unterschieden werden zu können. In Leber, Lunge und Skelett, wo sich der Tumor in der Dichte vom umliegenden Gewebe unterscheidet, können Metastasen unter 1 cm Größe durchaus mit Ultraschall oder Computertomographie oder Röntgen erkannt werden. Relativ schlecht lassen sich Veränderungen am Bauchfell (Peritonealkarzinose) feststellen, eher hingegen die hierdurch bedingte Bildung von Bauchwasser (Aszites). Es reichen schon wenige Kubikzentimeter, um bei der Sonographie aufzufallen.

18. *Welche Untersuchung ist zum Ausschluß einer*
    *Wiedererkrankung aussagekräftiger: die Ultra-*
    *schalluntersuchung, die Endoskopie, die endosko-*
    *pisch-retrograde Cholangio-Pankreatikographie*
    *(ERCP), die Computertomographie (CT), die*
    *Kernspintomographie (Nuclear Magnetic Reso-*
    *nance = NMR) oder die Magnetresonanz-Chol-*
    *angio-Pankreatikographie (MRCP)?*

Es handelt sich bei all diesen Maßnahmen um sehr aussagekräftige
Untersuchungen, die zur Diagnose bösartiger Veränderungen in
der Bauchspeicheldrüse führen können. Einige ergänzen sich in ihrer Aussagefähigkeit gegenseitig.

In der Nachsorgediagnostik geht es selten um Veränderungen in
dem verbliebenen Bauchspeicheldrüsenrest, sondern um den Ausschluß einer Krankheitsausbreitung in andere Organe und das umliegende Gewebe. Da die Absiedlungen sich zumeist in der Leber
und/oder Lunge und/oder im Skelett befinden, begnügen sich die
meisten Ärzte mit Ultraschalluntersuchungen und Röntgenaufnahmen.

Während mit der *Ultraschalluntersuchung* von der Bauchdecke
her sehr zuverlässig Änderungen an Leber, Niere und eine Bauch-
wasserbildung erkannt bzw. ausgeschlossen werden können, liegt
der Vorteil der *Endosonographie* (Endoskopie und Ultraschalldia-
gnostik des oberen Magen-Darm-Traktes) in der Beurteilung der in
nächster Nähe des Magens und Darms gelegenen Lymphknoten.
Die Endosonographie wird allerdings nur sehr selten in der Nachsorge durchgeführt, zumal sich manchmal die nach einer Operation und/oder nach einer Strahlen-/Chemotherapie auftretenden
Veränderungen nicht von einem Tumor unterscheiden lassen.
Mit der *endoskopisch-retrograden Cholangio-Pankreatikographie*
*(ERCP)* lassen sich am besten die Drüsengänge beurteilen, was für
die Primärdiagnose, aber weniger für die Verlaufsbeurteilung in
der Nachsorge von Bedeutung ist.

Der große Vorteil der *Computertomographie (CT)* ist, daß auch entfernter gelegene Veränderungen gut beurteilt werden können.

Die *Kernspintomographie (NMR, auch Magnetresonanztomographie = MRT* genannt) dient vorrangig zum Ausschluß von Metastasen in der Wirbelsäule, im Rückenmark und zur Abklärung verdächtiger Narbenbezirke.

Die Magnetresonanz-Cholangio-Pankreatikographie (MRCP) gilt als empfindlichste und aussagekräftigste Untersuchung zur Feststellung von Veränderungen in den Gallen- und Bauchspeicheldrüsengängen. In der Nachsorge setzt man diese Untersuchung nur sehr selten ein.

Die *Positronenemissionstomographie (PET)* ist eine sehr spezielle Untersuchung, die man zur Unterscheidung von lebendem und totem Gewebe heranzieht. Manchmal läßt sich nämlich nur schwer die Frage beantworten, ob Narbengewebe oder Tumorabsiedlungen vorliegen.

## 19. Sind die häufigen Röntgenuntersuchungen, Computertomographien, Sonograpien und Kernspintomographien nicht schädlich? Wie hoch ist die hierdurch verursachte Strahlenbelastung? Kann durch die Nachsorgeuntersuchungen eine Wiedererkrankung gefördert werden?

Bei den Sonographien und den Kernspintomographien kommt es zu keinerlei Strahlenbelastung.

Es kann zwar kein Zweifel daran bestehen, daß Röntgenstrahlen ebenso wie jede energiereiche Strahlung die Entstehung von Tumoren begünstigen kann. Voraussetzung ist jedoch eine hohe und langdauernde Strahlenmenge. Die Strahlenbelastung ist bei den heutigen Röntgengeräten minimal. Das theoretisch errechnete Strahlenrisiko einer Lungenröntgenaufnahme entspricht in etwa dem Strahlenrisiko durch die kosmische Höhenstrahlung bei einem Interkontinentalflug. Im Vergleich zu einer Lungenröntgenaufnahme liegt die Strahlenbelastung bei einem Computertomogramm des Bauchraums zwar 35mal so hoch, aber bislang gibt es auf der ganzen Welt noch keinen einzigen dokumentierten Fall von Krebs, der durch wiederholte Röntgenaufnahmen oder Computertomographien entstanden wäre. Sie sollten auf keinen Fall aus Gründen der Strahlenbelastung auf die in der Nachsorge notwendigen Röntgenaufnahmen bzw. Computertomographien verzichten. Das Risiko einer zu späten Erkennung von Rezidiven (Wiedererkrankungen) bei Weglassen dieser Untersuchungen ist 100 000fach höher als das theoretische Risiko eines durch Strahlen verursachten Rezidivs.

# 9 Welche Behandlungsmöglichkeiten bestehen bei Fortschreiten oder Wiederauftreten der Erkrankung? Was tun bei Schmerzen?

Fragen zu den verschiedenen Behandlungsmöglichkeiten, zur Schmerztherapie und zu anderen unterstützenden Maßnahmen

## 1. Welche Behandlungsmöglichkeiten gibt es bei einem Fortschreiten der Krebserkrankung?

Das läßt sich pauschal nicht beantworten, da je nach Lokalisation, Ausdehnung des Rezidivs bzw. der Metastasen, aber auch je nach Chemo- und Strahlentherapieempfindlichkeit sowie Beschwerden und Allgemeinzustand des Betroffenen unterschiedliche Therapien in Frage kommen.
Manchmal kann man sogar ganz auf eine Behandlung verzichten, nämlich dann, wenn der Tumor sehr langsam wächst, keine Beschwerden bereitet und die Nachteile einer eventuellen Behandlung größer als die Vorteile sind.

*2. Mein Onkel hatte Bauchspeicheldrüsenkrebs und wurde operiert. Es kam jedoch bald danach zu einem Krankheitsrückfall (Rezidiv) mit furchtbaren Schmerzen, und mein Onkel erlag seiner Krankheit. Gibt es heute bessere Therapien gegen das Rezidiv? Werde ich später auch solche Schmerzen haben?*

Gerade in der Rezidivtherapie sind in den letzten Jahren große Fortschritte erzielt worden. Dies betrifft nicht nur die Behandlungen mit Zytostatika oder die Strahlentherapie, sondern auch die Beherrschung anderer durch den Tumor verursachter Beschwerden, wie z. B. Schmerzen. Es gibt heute so gute und nebenwirkungsarme Schmerzmittel, daß quälende Beschwerden in der letzten Lebensphase wirklich die Ausnahme darstellen.

*3. Ich habe zwar Schmerzen, möchte jedoch ungern zu Schmerzmitteln greifen. Wer weiß, ob ich nicht später stärkere Schmerzen habe und Schmerzmittel brauche, die dann jedoch bei vorzeitiger Anwendung nicht mehr wirken könnten.*

Ihre Vorstellungen und Ängste vor einer eventuellen Gewöhnung waren noch vor einigen Jahren richtig; sie gelten heute jedoch als überholt.

Wir verfügen heute über eine Reihe völlig unterschiedlich wirkender schmerzstillender Medikamente, die wesentlich nebenwirkungsärmer sind als früher. Auch wird die Gefahr einer Schmerzmittelgewöhnung bei Krebspatienten heute viel geringer eingeschätzt als früher.

Heute weiß man, je früher mit der Behandlung von Tumorschmerzen begonnen wird, desto niedrigere Schmerzmitteldosierungen sind notwendig. Seien Sie also kein »Held«! Tumorschmerzen machen Sie nicht härter, sondern zermürben Sie auf die Dauer. Es macht nicht nur keinen Sinn, die Schmerzen aushalten zu wollen, sondern es erhöht auch das Risiko, daß Sie schließlich stärkere Schmerzmittel brauchen werden. Die Entscheidung, welches Schmerzmittel das für Sie beste ist, sollten Sie nur dem erfahrenen Arzt überlassen. Ansonsten kann es passieren, daß »mit Kanonen auf Spatzen geschossen wird« oder daß Sie auch weiterhin Schmerzen haben. Gerade die beim Bauchspeicheldrüsenkrebs auftretenden Schmerzen sprechen auf einige Substanzen und Kombinationen besser und auf andere schlechter an.

## 4. Was kann ich selbst zur Schmerzlinderung beitragen?

Ärger, Frustrationen und Streß schlagen nicht nur auf den Magen, sondern erhöhen auch die Schmerzanfälligkeit. Daher sollten generell ausgeprägte Streßsituationen und längere Phasen starker seelischer Beanspruchung vermieden werden. Während einer erhöhten Belastungsphase sollten Erholungspausen eingelegt werden. Die Schmerzempfindung und -verarbeitung werden durch Ängste, Depressionen, Isolierung und Verkrampfung negativ beeinflußt. Gehen Sie aktiv hiergegen an! Das Führen eines Schmerztagebuchs (Abbildung 9.1) hilft, Schmerzveränderungen im Tagesverlauf bewußter zu erfassen, schmerzrelevante Einflußfaktoren zu erkennen und eventuell zu vermindern. Durch Entspannungstechniken, durch positives Denken und Optimismus können Sie diese Einflußfaktoren zumindest mildern.

**Schmerztagebuch**

Name: _____ Datum: _____

| Uhr-zeit | Schmerz-stärke | Zusatz-Medikation/ Behandlung | Bemerkungen/ Beobachtungen/Schlaf |
|---|---|---|---|
| $6^{00}$ | | | |
| $7^{00}$ | 0 | | Gut geschlafen |
| $8^{00}$ | 6 | | Beim Aufstehen plötzlich Schmerzen |
| $9^{00}$ | | | |
| $10^{00}$ | 0 | | In Ruhe |
| $11^{00}$ | | | |
| $12^{00}$ | 2 | 1 Kps. Combaren | Nach Spaziergang |
| $13^{00}$ | | | |
| $14^{00}$ | | | |
| $15^{00}$ | 0 | | Mittagsschlaf |
| $16^{00}$ | | | |
| $17^{00}$ | 2 | 1 Kps. Combaren | Beim Gehen dumpfe Schmerzen im Rücken |
| $18^{00}$ | | | |
| $19^{00}$ | | | |
| $20^{00}$ | | | |
| $21^{00}$ | | | |
| $22^{00}$ | | | |
| $23^{00}$ | 0 | 1 Kps. Combaren | Zu Bett gegangen |
| $24^{00}$ | | | |
| $1^{00}$ | | | |
| $2^{00}$ | | | |
| $3^{00}$ | | | |
| $4^{00}$ | | | |
| $5^{00}$ | | | |

0  1  2  3  4  5  6  7  8  9  10

*Abbildung 9.1:* Schmerztagebuch mit Schmerzintensitätsskala von 0–10;
0 = keine Schmerzen; 10 = stärkste vorstellbare Schmerzen

## 5. Es dauert immer einige Zeit, bis die Schmerzmedikamente wirken. Was kann ich bis dahin zur Linderung der Schmerzen tun?

Der Wirkungseintritt der verschiedenen Schmerzmedikamente ist unterschiedlich lang. Es gibt einige Schmerzmittel, die schon kurz nach Einnahme des Schmerzmittels wirken, andere hingegen erst nach einer halben Stunde. Wenn Schmerzmittel, deren Wirkung später einsetzt, verschrieben werden, so sollten zur Überbrückung kurzfristig wirkende Schmerztropfen eingenommen werden. Häufig helfen Ablenkungsstrategien, so z. B. Musik hören, fernsehen, Bilder betrachten und beschreiben, ein Buch lesen, ein Puzzlespiel machen, mit einer anderen Person sprechen. Bei manchen Patienten bewirkt eine Hautmassage Erleichterung. Versuchen Sie es mit einer Entspannungstechnik, z. B. mit der Muskelrelaxation, dem autogenen Training, dem bewußten Atmen oder einer der Visualisierungstechniken. Tips hierfür, ebenso wie speziellere Empfehlungen für die Schmerzbehandlung bei Krebspatienten, finden Sie in dem Ratgeber »Delbrück: Krebsschmerz« (siehe Literaturauswahl).
Sollten häufiger derartige Schmerzepisoden auftreten, muß möglicherweise die Medikation geändert werden und »präventiv« entweder eine andere Dosierung oder gar ein anderes Medikament gewählt werden.

## 6. Kann ich nach Schmerzmitteln süchtig werden?

Theoretisch ja, insbesondere nach morphinhaltigen Medikamenten. Das Risiko ist abhängig von der Art des Medikaments, der Dosis und der Dauer der Einnahme.
Wegen der Suchtgefahr fallen einige zentrale Schmerzmittel unter das Betäubungsmittelgesetz. In der Praxis kommt es bei Tumorpa-

tienten jedoch selbst nach Einnahme dieser »Betäubungsmittel« so gut wie nie zu Suchtproblemen, wenn folgende Bedingungen eingehalten werden:

● Die Medikamente werden nur wegen ihrer schmerzstillenden Wirkung eingenommen.

● Die Medikamente werden in regelmäßigen Zeitabständen verabreicht.

● Die Medikamente werden nur in Form von Tabletten, Schmerzpflastern, Lösungen oder Zäpfchen und nicht in Form von Spritzen verabreicht.

● Die notwendige Schmerzmitteldosierung wird individuell bestimmt, die Dosisanpassung erfolgt kontrolliert und in kleinen Schritten.

Die zumeist unberechtigte Angst vor einer Sucht ist mit einer der Gründe dafür, daß viele Patienten keine ausreichende Schmerzmedikation erhalten und so in ihrer Lebensqualität eingeschränkt werden.

*7. Ich soll möglichst regelmäßig morphinhaltige Schmerzmittel einnehmen. Innerlich wehre ich mich sehr gegen dieses »Suchtmittel«, das man doch eigentlich erst ganz zum Schluß einsetzen sollte, wenn die Schmerzen unerträglich werden und andere Schmerzmittel nicht mehr wirken.*

Sie haben unrecht. Es gibt Morphintabletten mit einer Langzeitwirkung, die wegen ihrer guten Wirkung bei geringen Nebenwirkungen schon sehr frühzeitig eingesetzt werden sollten. Obwohl grundsätzlich eine Sucht möglich ist – diese Tabletten fallen daher auch unter das Betäubungsmittelgesetz –, ist mir bislang bei keinem Krebspatienten eine Suchtentwicklung bekannt geworden. Voraus-

setzung ist, daß Morphine in Form von Tabletten oder Schmerzpflastern und in regelmäßigen Abständen eingenommen bzw. ange-
wendet werden. Die Einnahme »nach Bedarf« ist auf Dauer mit höheren Dosen und einer größeren Suchtgefahr verbunden.

## 8. Welche Nebenwirkungen haben morphinhaltige Schmerzmittel?

Die wesentlichste Nebenwirkung ist die Verstopfung, weswegen
Sie gleichzeitig mit den Morphintabletten stuhlgangfördernde Mittel einnehmen sollten (z. B. Laktulose). Gelegentlich kommt es –
insbesondere in den ersten Tagen – zu Abgeschlagenheit und Müdigkeit. Diese legt sich häufig. Einige Patienten können die Morphintabletten wegen Gallenbeschwerden nicht vertragen. Bei sehr
wenigen müssen die Medikamente wegen Übelkeit abgesetzt werden.
Ausführlicheres finden Sie in dem Ratgeber: »Delbrück: Krebsschmerz« (siehe Literaturauswahl).

## 9. Der Tumor sitzt direkt vor der Wirbelsäule und drückt auf die Nerven. Ich habe sehr starke Schmerzen, die teilweise in die Beine ausstrahlen.

Sie schildern eine Schmerzsymptomatik, die typisch für Rezidive
des Bauchspeicheldrüsenkrebses ist. Schuld kann ein Tumorbefall
der direkt vor der Wirbelsäule gelegenen Lymphknoten und Ner-
vengeflechte sein. Sie reizen die dort verlaufenden großen Beinner-
ven. Hierdurch kommt es zu den in die Beine ausstrahlenden
Schmerzen.

Durch eine gezielte Bestrahlung dieser Region läßt sich für lange
Zeit eine weitgehende Schmerzfreiheit erzielen.
Manchmal ist die Ursache der Schmerzen der Tumorbefall eines
Nervengeflechts (Plexus coeliacus). Eine langanhaltende Schmerzfreiheit kann dann durch die Injektion einer 50 %igen Alkohollö-
sung in dieses Nervengeflecht erreicht werden. Die Injektion kann
operativ oder computertomographisch gezielt von außen vorgenommen werden.
In manchen Fällen kann die Implantation eines kleinen Katheters
in die Nähe der aus dem Rückenmark austretenden Nerven angebracht sein. Der Vorteil dieses relativ schmerz- und problemlosen
Eingriffs ist eine starke lokale Konzentration von Schmerzmitteln
mit geringeren systemischen Nebenwirkungen. Technisch wird dabei so vorgegangen, daß unter örtlicher Betäubung ein feiner, dün-
ner Kunststoffkatheter am Rücken in die Wirbelsäule eingelegt
wird; der Vorgang ist mit einer Punktion verbunden und schmerzlos. Die Eintrittsstelle des Katheters in die Rückenhaut wird mit einem kleinen sterilen Verband abgedeckt, der täglich gewechselt
werden sollte. Wenn der Patient mit diesem Katheter ausgestattet
zu Hause lebt, können Angehörige nach einer Einweisung den Ver-
bandswechsel vornehmen, der Hausarzt kann ihn durchführen
oder ambulante Pflegedienste übernehmen dies.
Der Katheter ist nicht zu spüren, der Patient kann auf dem Rücken
liegen, zum Duschen läßt sich der Verband weitgehend wasserdicht
abkleben.
Das Morphium wird durch den Katheter verabreicht. Da das Medikament direkt in die Nähe des Wirkortes gegeben wird, ist gegenüber einer Tabletteneinahme eine weitaus geringere Dosierung erforderlich. Die Nebenwirkungen sind daher relativ gering.
Das Morphium kann in bestimmten Abständen in den Katheter injiziert werden, oder es kann kontinuierlich mit einer Pumpe gegeben werden. Diese Pumpen sind klein und können vom Patienten
am Gürtel getragen werden. Sie sind batteriebetrieben.
Welche Behandlung die für Sie beste ist, hängt von vielen Faktoren
ab. Fragen Sie Ihren behandelnden Arzt bzw. die Spezialisten in der
Tumornachsorgeklinik. In größeren Städten gibt es zunehmend

Schmerzambulanzen und auch niedergelassene Schmerztherapeuten. Palliativstationen verfügen auf diesem Gebiet über besonders kompetente Ansprechpartner. Die Anschriften erhalten Sie bei der Deutschen Krebshilfe (Adresse siehe Kapitel »Adressen«). Viele Tumornachsorgekliniken beschäftigen speziell ausgebildete Schmerztherapeuten oder kennen zumindest Adressen, wohin Sie sich wenden können.

**10. Ein Bekannter von mir erhielt eine Strahlentherapie. Zuvor hatte er sehr gut und schmerzfrei gelebt. Seit der Strahlentherapie ging es ihm zunehmend schlechter; es traten sehr starke Schmerzen auf.**

Sie verwechseln Ursache und Folge! Die Strahlentherapie wurde in der Vergangenheit häufig erst sehr spät eingesetzt, nämlich dann, wenn die Krankheit fortgeschritten war und Beschwerden auftraten. Trotz der Therapie kam es dann noch zu einer Verschlimmerung. Dem »Ruf« der Strahlentherapie hat diese Einstellung sehr geschadet. Vieles, was der Strahlentherapie angelastet wurde, war in Wirklichkeit dem fortgeschrittenen Krankheitszustand zuzuschreiben.

## 11. Ich kenne mehrere Patienten, die eine Chemotherapie erhielten und die trotzdem sehr bald danach verstarben. Die Chemotherapie hat damals die Qual der Patienten verstärkt. Warum wurde sie dennoch eingesetzt?

Es gehört zu den bedauerlichen Tatsachen, daß eine Chemotherapie häufig allzu unkritisch von unerfahrenen Ärzten in hoffnungslosen Situationen eingesetzt wird. Auch sind die Erwartungen an eine Chemotherapie nicht nur bei Patienten, sondern auch bei unerfahrenen Mediziner übersteigert. Aus Unwissenheit werden häufig falsche Ziele propagiert. Leider hat die Deutsche Krebsgesellschaft bislang vergeblich die Forderung erhoben, daß nur onkologisch qualifizierte und erfahrene Ärzte eine Chemotherapie durchführen dürfen.

## 12. Welche Behandlungsmöglichkeiten gibt es bei einer Lebermetastasierung? Muß ich erneut operiert werden?

Wenn ein einzelner auf die Leber beschränkter Tumorherd festgestellt wird und sich keinerlei weitere Herde im Organismus feststellen lassen, könnte theoretisch operiert werden. Praktisch ist dies leider nur sehr selten der Fall, weswegen meist auf eine systemische Therapie z. B. in Form einer Chemotherapie zurückgegriffen wird. Bei mehreren Tumorherden in der Leber kann auch eine regionale Chemotherapie erwogen werden kann. Sie bewirkt einen deutlich höheren Spiegel zytostatisch wirksamer Substanzen in der befallenen Leber als die systemische Chemotherapie, weswegen neben einer größeren Ansprechbarkeit auch geringere Nebenwirkungen zu erwarten sind.

Bei der regionalen Chemotherapie wird ein kleiner Schlauch (Katheter) in eine Leberarterie vorgeschoben und die Medikamente an dem Ort verabreicht, wo sie wirken sollen.
Eine weitere regionale (bzw. isolierte) Therapie der tumorbefallenen Leber ist die der Chemoembolisation. Bei ihr werden mit Medikamenten besetzte Teilchen über die Vene an die Metastasen in der Leber herangebracht Diese Teilchen lösen sich binnen weniger Tage auf und geben das Medikament frei.
Ständig werden neue Substanzen gegen Metastasen entwickelt. Es gibt viele Medikamente, die sich in der Pipeline (im Versuchsstadium) der forschenden Industrie befinden und die sich in Zellkulturen und/oder in Tierversuchen schon als sehr erfolgversprechend erwiesen haben. Die ersten veröffentlichten Testergebnisse klingen sehr verheißungsvoll.

## 13. Bei mir ist es zu einer Gelbsucht gekommen. Außerdem habe ich überall blaue Flecken und gelegentlich Nasenbluten.

Ursächlich verantwortlich hierfür ist, daß die Galle nicht mehr ungehindert abfließen kann, so daß es zu einem Gallestau mit Rückfluß des gelben Blutfarbstoffs (Bilirubin) in das Blut kommt.
Meist ist der in den Zwölffingerdarm mündende Gallengang durch Tumorgewebe eingeengt, oder die Leber ist von Tumorzellen so durchsetzt, daß die Galle nicht ungehindert abfließen kann und statt dessen in das Blut übertritt.
Primäres Ziel der Therapie bei einem Gallestau ist es daher, die Abflußstörung zu beseitigen. Hierfür bieten sich mehrere Therapiemöglichkeiten an:
So kommt eine externe oder interne Gallenableitung über eine chirurgisch oder endoskopisch eingebrachte Drainage in Betracht.
Bei letzterer wird auf endoskopischem Wege die Papille geweitet

und nach Beseitigung des Hindernisses eine Endoprothese in den Gallengang eingebracht (bilioduodenale Prothese). Ein weiteres Einwachsen und eine Einengung werden hierdurch verhindert. Eine weitere Möglichkeit besteht darin, daß die Galle operativ über eine Umleitung (biliodigestive Anastomose) in den Dünndarm abgeleitet wird. Falls ein endoskopischer Zugang nicht möglich ist, kommt auch eine perkutane transhepatische Prothese, also eine externe Ableitung, in Frage. Bei ihr wird die Galle über eine künstliche Fistel über die Haut nach außen abgeleitet. Durch all diese Eingriffe wird eine Entlastung und Beschwerdefreiheit binnen kurzem für viele Wochen und Monate ermöglicht. Ein vormals bestehender, quälender Juckreiz verschwindet. Außerdem normalisiert sich der Spiegel der Vitamin-K-abhängigen Gerinnungsfaktoren, so daß das Blut wieder normal gerinnt.

## 14. Die Ärzte haben als Ursache meines ständigen Erbrechens und der Gewichtsabnahme einen Tumor festgestellt, der den Magenausgang verschließt. Von einer Gastrojejunostomie versprechen Sie sich prompte Linderung meiner Beschwerden. Was ist hierunter zu verstehen?

Tritt eine Enge im Bereich der Verbindung zwischen Magen und Dünndarm auf, dann kommt es zu einer sogenannten Magenentleerungsstörung. Die Enge kann durch eine narbige Schrumpfung der Verbindung (Anastomose) entstehen, aber auch durch Tumorbefall bedingt sein. Primäres Ziel ist, den gestörten Nahrungstransport wiederherzustellen, also den Magen und den Dünndarm zu entlasten. Dies gelingt durch eine Gastrojejunostomie, bei der das tumorbefallene Gebiet umgangen wird. Bei dieser Umleitungsoperation wird der Magenausgang in einen tiefer gelegenen Dünndarmabschnitt, in der Regel in das Jejunum, verlegt (Gastrojejunostomie).

Nicht immer ist zur Wiederherstellung des Nahrungstransportes ein chirurgischer Eingriff mit einer Umleitungsoperation notwendig, gibt es doch heute die Möglichkeit, durch den Einsatz einer gezielten lasertherapeutischen Maßnahme die Enge aufzuweiten.

## 15. *Im Wartezimmer erzählte mir ein Patient, daß bei ihm trotz Lebermetastasen keine Behandlung notwendig sei. Wie ist das möglich?*

Manche Tumoren und Metastasen wachsen tatsächlich so langsam, daß die Nachteile einer Behandlung gegenüber den Vorteilen überwiegen. Bei ihnen begnügt man sich häufig mit einer ausschließlichen Überwachung, um erst bei Fortschreiten der Erkrankung bzw. bei Beschwerden einzugreifen. Voraussetzung ist allerdings, daß das Größenwachstum des Tumors regelmäßig und engmaschig mit Ultraschall und Tumormarkeruntersuchungen überwacht wird.
Die Entscheidung, ob bzw. ab wann eine Therapie durchgeführt werden muß, kann nur ein erfahrener Onkologe treffen.

## 16. *Welche Behandlungsmöglichkeiten gibt es bei einem Befall der Lungen?*

Sind die Metastasen auf die Lunge beschränkt, so lassen sich diese theoretisch operativ leicht entfernen. Technisch stellt dies heute keine Schwierigkeit mehr dar. Leider sind jedoch meist gleichzeitig auch andere Organe betroffen, weswegen man in der Praxis häufig

auf eine Operation verzichtet und statt dessen eine medikamentöse
Behandlung mit Zytostatika einleitet. Manchmal verzichtet man
auch auf eine Therapie und beginnt diese erst bei Beschwerden.

## 17. Was halten Sie von einer Therapie mit Mistelpräparaten gegen Knochenmetastasen (z. B. Iscador®, Helixor®, Plenosol®)?

Bei Skelettmetastasen sollte man – bevor zu alternativen Heilmethoden mit Mistelpräparaten gegriffen wird – die Möglichkeiten
der Strahlentherapie nutzen. Durch eine auf die Knochenherde begrenzte Bestrahlung läßt sich zumeist sehr schnell Schmerzfreiheit
erzielen.

## 18. Meine Krankenkasse weigert sich, die Kosten für eine als alternativ geltende Tumortherapie zu übernehmen. Kann sie das?

Die Krankenkassen brauchen nicht für Kosten aufzukommen, die
durch die Anwendung wissenschaftlich nicht allgemein anerkannter Untersuchungs- und Behandlungsmethoden sowie Arzneimittel
entstehen. Andererseits können von der Kasse auch die Kosten von
Behandlungsmethoden besonderer Therapieeinrichtungen dann
erstattet werden, wenn keine anerkannten schulmedizinischen Behandlungsmethoden existieren oder im Einzelfall schon ausgeschöpft, ungeeignet oder unzumutbar sind.
Entscheidend ist, daß Sie vor einer Behandlung einen entsprechenden Antrag auf Übernahme der Kosten stellen. Eine schriftliche Bescheinigung des behandelnden Arztes ist zu empfehlen. Bei einem

Ablehnungsbescheid können Sie innerhalb der angegebenen Frist in einem formlosen Brief Widerspruch einlegen und das Hinzuziehen eines Gutachters beantragen.

19. *Auch wenn die Wirksamkeit vieler in der Laienpresse und von Naturheilkundigen empfohlenen Krebsmittel nicht bewiesen ist, so ist doch auch nicht deren Schädlichkeit bewiesen. Vielleicht ist eines dieser angepriesenen Mittel doch nützlich und heilsam. Außer Kosten und Enttäuschung kann mir doch nichts passieren, wenn ich diese angebotenen Alternativen nutze.*

Der Erfolg der von Ihnen propagierten »Schrotschußtherapien« ist aus mehreren Gründen fragwürdig.

Die scheinbar harmlosen »Biomittel« können nämlich auch für böse Überraschungen gut sein. Häufig bestehen Risiken trotz Angaben der Industrie. So weiß man, daß ein und dasselbe Präparat bei einer Dosis das Tumorwachstum hemmen, bei einer anderen Dosis hingegen beschleunigen kann. Leider gibt es nur bei sehr wenigen dieser Medikamente eine klare Dosiswirkungskurve. Neben der fraglichen Wirksamkeit dieser Präparate sind also auch die Nebenwirkungen unklar. Auch bestehen indirekt Nachteile durch den Verzicht auf eine möglicherweise wirksame Behandlung.

## 20. Gibt es Spontanheilungen?

Unter Spontanheilung versteht man, daß ein Krebspatient ohne
jegliche Therapie geheilt wurde und bei ihm – unter Anwendung
aller in der Schulmedizin üblichen diagnostischen Möglichkeiten –
keinerlei Tumoraktivität mehr feststellbar ist.
Derartige Spontanheilungen gibt es; sie sind allerdings selten. Auf
keinen Fall sollte die Hoffnung auf solche Spontanheilungen einen
Verzicht auf die schulmedizinischen Therapiemöglichkeiten be-
gründen. Die Wahrscheinlichkeit, daß eine schulmedizinische Therapie wider Erwarten einen größeren Effekt auf das Tumorwachstum hat, als es der statistischen Wahrscheinlichkeit entspricht, ist
größer als die Wahrscheinlichkeit einer Spontanheilung.

## 21. Wie kann ich den behandelnden Ärzten im Falle meiner Bewußtlosigkeit bzw. Unfähigkeit, über längere Zeit meinen Willen zu äußern, begreiflich machen, daß lebensverlängernde Therapien unterbleiben sollen?

Seit in der modernen Medizin vieles »machbar« geworden ist, sind
die Ärzte, Patienten und Pflegenden immer häufiger gefordert, exi-
stentielle Entscheidungen an der Grenze des Lebens zu treffen.
»Patientenverfügungen«, vom Patienten vorher abgefaßt, können
für die Ärzte und das Pflegeteam sehr hilfreich dabei sein, etwas
über den Willen des Patienten zu erfahren.
Die Verbindlichkeit derartiger »Patientenverfügungen« ist zwar
juristisch nicht eindeutig geklärt, jedoch fühlen sich die meisten
Ärzte aus ethischer Sicht gebunden. Die deutsche Bundesärztekam-
mer erklärt hierzu: »Patientenverfügungen sind verbindlich, sofern
sie sich auf die konkrete Behandlungssituation beziehen und keine

Umstände erkennbar sind, daß der Patient sie jetzt nicht mehr gelten lassen würde.«
Sinnvoll ist, die Patientenverfügung mit einer Vorsorgevollmacht zu koppeln, d. h., eine Person zu benennen, die im Sinne des Patienten entscheidet, wenn dieser selbst hierzu nicht mehr in der Lage ist.
Es ist auch wichtig, mit dem behandelnden Arzt die »Patientenverfügung« zu besprechen. Auf keinen Fall sollte die schriftlich abgefaßte Patientenverfügung das Gespräch mit dem Arzt ersetzen, sondern vielmehr sollte sie das Gespräch immer ergänzen.

# 10 Welche Nachsorgebetreuungen gibt es?

Fragen zu Rehabilitation und Nachsorgekliniken

1. *Mein Arzt hat mir empfohlen, möglichst bald im Anschluß an den Klinikaufenthalt in eine Krebsrehabilitationsklinik zu gehen. Eigentlich würde ich viel lieber nach Hause fahren, wo ich mich sehr gut erholen kann und wo ich auch gut versorgt bin.*

Wenn Sie ausschließlich erholungsbedürftig sind, so sollten Sie wirklich nicht in eine Nachsorge- bzw. Rehabilitationsklinik fahren, sondern ein Sanatorium oder eine Kurklinik aufsuchen, selbständig Urlaub machen oder gar zu Hause bleiben. Wenn Sie jedoch von der Operation noch sehr geschwächt sind, wenn Sie noch große Schwierigkeiten mit der Ernährung haben, wenn Sie lernen wollen, die Blutzuckerbestimmung und die Insulindosis dem jeweiligen Bedarf anzupassen, oder wenn Sie lernen wollen, was Sie selbst für Ihre Gesundung bzw. Gesunderhaltung tun können, wie Sie eventuelle Therapienebenwirkungen verhindern bzw. lindern können, wie Sie sich richtig ernähren sollten und wenn Sie nicht wissen, wie es beruflich weitergeht, ist der Aufenthalt in einer Tumornachsorge- bzw. Rehabilitationsklinik nach der Krankenhausentlassung besser für Sie.

## 2. Was geschieht in der Rehaklinik während der Anschlußheilbehandlung?

Beim Aufnahmegespräch und der ersten ärztlichen Untersuchung wird der Behandlungsplan festgelegt. Je nach individueller Erfordernis gibt es allgemeine und spezielle Ernährungsberatungen, Krankengymnastik – einzeln oder in der Gruppe –, Massagen, Ergometertraining und ein isokinetisches Übungsprogramm, Elektrotherapien, Ergotherapien, autogenes Training, Einzel- und Gruppengespräche in der psychologischen Abteilung, Anleitungen zur allgemeinen Gesundheitsbildung und spezielle Verhaltensmaßregeln für Bauchspeicheldrüsenkrebsoperierte und Beratungen durch den Berufsberater. Diabetiker erhalten eine spezielle Einzel- und Gruppenberatung mit Schulungen.

Die Rehabilitation kann theoretisch stationär/teilstationär oder ambulant durchgeführt werden. Ambulante Rehaeinrichtungen, in denen am gleichen Ort und in kompetenter Form medizinische, physiotherapeutische, psychische, ernährungstherapeutische, soziale, berufliche und andere wichtige Rehaangebote vorgehalten werden, gibt es noch nicht (Stand 2002). Praktisch ist eine *ambulante Rehabilitation* – wenn überhaupt – nur in Teilbereichen, nicht jedoch ganzheitlich möglich. Die vorrangig auf orthopädische Behinderungen ausgerichtete ambulante »EAP« (erweiterte ambulante Physiotherapie) ist für Bauchspeicheldrüsenkrebspatienten ungeeignet. Hiervon möchte ich abraten, da in diesen Zentren nichts anderes als Krafttraining und körperliche Fitneß geboten wird. Gerade bei Bauchspeicheldrüsenkrebspatienten ist eine ganzheitliche Rehabilitation unter Berücksichtigung der Krankheit, der medikamentösen Therapie, der Ernährung und auch der psychosozialen Situation notwendig.

Während eines *stationären Aufenthalts* in einer spezialisierten Rehaklinik werden zweifellos die besten und umfassendsten Rehabilitationsmöglichkeiten geboten. Hier gibt es speziell geschultes Personal, das aus Erfahrungen heraus die Probleme von Bauchspeicheldrüsenkrebspatienten kennt. Hier können die Betroffenen ihre

Erfahrungen untereinander austauschen und werden rund um die Uhr betreut. Der stationäre Aufenthalt kann drei Wochen, aber – falls medizinisch erforderlich– auch vier Wochen und länger dauern.

Bei der *teilstationären Rehabilitation* suchen die Patienten das Rehazentrum nur während der Therapiezeiten auf, also von morgens bis nachmittags. Die Abende sowie die Wochenenden (in Wuppertal auch den Mittwoch) verbringen sie in der gewohnten häuslichen Umgebung. Für Patienten, die in der Nähe einer derartigen Rehaklinik wohnen und die sich körperlich relativ fit fühlen, ist dies sicherlich ein sehr attraktives Angebot, das jedoch leider nur in wenigen Regionen möglich ist.

So manche Patienten benötigen seelische Hilfen; viele wissen nicht, wie es beruflich und finanziell weitergehen soll. Sie brauchen Rat. In den entsprechenden Rehakliniken werden auf die Probleme Bauchspeicheldrüsenerkrankter spezialisierte Gruppen- und Einzelberatungen angeboten. Autogenes Training, Gespräche und Anleitungen zur allgemeinen Gesundheitsbildung, zur Ernährung, Bewegung und Freizeitgestaltung sowie zu allgemeinen Nachsorge- und Vorsorgemaßnahmen und beruflichen Problemen runden das Programm ab.

Es ist sehr wichtig, daß auch Angehörige in die Rehabilitation miteinbezogen werden, denn ohne ihre Hilfe ist die psychosoziale Versorgung sehr erschwert.

Natürlich müssen die Patienten parallel zur Rehabilitation onkologisch betreut werden. Es kommen daher nur Rehabilitationsinstitutionen in Frage, in denen die Ärzte eine entsprechende onkologische Fachausbildung haben und Erfahrungen mit der Chemo- und Radiotherapie vorweisen können. Eine enge Zusammenarbeit mit dem Tumorzentrum und den Akutkliniken ist unabdingbar.

Die Betroffenen müssen übrigens den Rehaaufenthalt nicht sofort im Anschluß an die Entlassung antreten, sondern können durchaus vorher noch einige Tage bis zu maximal zwei Wochen nach Hause fahren, um dringende Angelegenheiten zu erledigen. Die stationäre Anschlußheilbehandlung sollte allerdings spätestens zwei bis drei Wochen nach der Entlassung beginnen.

## 3. Kann ich auch später, d. h. nach längerer Zeit zu Hause, die Möglichkeit einer stationären Rehabilitationsmaßnahme in Anspruch nehmen?

Ja, allerdings ist dies organisatorisch schwieriger und für Sie auch finanziell mit größeren Belastungen verbunden; es sei denn, daß Sie unter die Härtefallregelung fallen.
Bei einer späteren Rehabilitation (Kur, Heilbehandlung) muß der Hausarzt den Antrag bei dem Kostenträger stellen. Die Bearbeitung kann längere Zeit in Anspruch nehmen. Also nicht Ihr Arzt bzw. Sie bestimmen Ort und Zeitpunkt – wie bei der Anschlußheilbehandlung –, sondern die Versicherung bzw. der Rentenversicherungsträger. Kostenträger können die jeweilige Rentenversicherung, die Krankenkasse oder die Beamtenbeihilfe sein, die darüber entscheiden, wann und wohin Sie in die »Reha« gehen. Leider verfügen manche Versicherungen und Behörden manchmal nicht über die notwendige Sachkenntnis und das Verständnis für die speziellen Rehabilitationsprobleme von Bauchspeicheldrüsenkrebspatienten.

## 4. Werden in den Krebsnachsorge- und Rehabilitationskliniken nur Krebsbehandlungen durchgeführt?

Es ist in keiner Weise so, daß die Behandlungskonzepte von Tumornachsorgekliniken ausschließlich krebsorientiert sind. Zwar können in den meisten Kliniken alle Chemo-, Hormon- und Immuntherapien durchgeführt werden, jedoch hat ein Großteil der angebotenen »Maßnahmen« die allgemeine körperliche und seelische Kräftigung zum Ziel. Dazu gehören Sport, Musik, Wandern, kulturelle Angebote und geselliges Beisammensein genauso wie Krankengymnastik, Massagen, Bäder, kunsttherapeutisches Ma-

len und Plastizieren. Eine große Bedeutung haben Beratungen und
Schulungen. Informationen über die Krankheit und die mit ihr verbundenen Probleme nehmen viel Platz im Tagesablauf ein. Erkennbar ist das an der personellen Zusammensetzung des Reha-Teams,
das ja in keiner Weise nur aus Krebsärzten besteht (Abbildung
10.1).

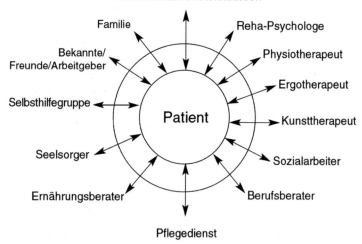

*Abbildung 10.1:* Rehateam einer Klinik, die auf die Nachsorge und Rehabilitation von Pankreaskarzinompatienten spezialisiert ist.

5. *Ich möchte einmal nichts mehr von Ärzten und Krankheiten und erst recht nichts von Krebs hören! In diesen Tumornachsorgekliniken treffe ich doch nur Krebspatienten, deren Hauptgesprächsthema der Krebs sein wird.*

Natürlich läßt es sich nicht vermeiden, daß Sie auch mit anderen Mitbetroffenen zusammenkommen und über ihre Erkrankung und ihre Probleme sprechen. Dieser Gedanken- und Erfahrungsaustausch ist im übrigen auch eines der Ziele in der onkologischen Rehabilitation. Nicht nur, daß Gleichbetroffene Ihnen viel glaubwürdiger und besser Erfahrungen vermitteln können, sondern darüber hinaus sollen Sie auch Ihre Erkrankung akzeptieren und darüber auch sprechen lernen.

Übrigens gibt es viele Tumornachsorgekliniken, in denen nicht nur Krebskranke, sondern auch Patienten mit gutartigen Erkrankungen und Behinderungen (Mischkliniken) betreut werden. Wichtig ist jedoch, daß in solchen Mischkliniken der personelle, apparative und konzeptionelle Schwerpunkt eindeutig auf der Krebsnachsorge – und nicht etwa auf anderen Krankheiten – liegt.

6. *Wie lange dauert eine stationäre Rehabilitationsmaßnahme?*

Sie dauert mindestens drei Wochen. Sie kann jedoch aus medizinischen Gründen um ein bis drei, ja in Sonderfällen sogar um mehrere Wochen verlängert werden. Natürlich kann sie auch verkürzt werden.

Die Möglichkeit einer Verlängerung wird besonders gerne von Patienten in der Anschlußheilbehandlung (AHB) genutzt.

*7. Mein Arzt hat mir dringend zu einer Rehabilitation geraten. Aus vielerlei Gründen kann ich jedoch nicht von zu Hause weg. Gibt es die Möglichkeit einer Rehabilitation, ohne in der Rehabilitationsklinik übernachten und die Wochenenden verbringen zu müssen?*

Seit kurzem bieten die Rehabilitationsträger teilstationäre Rehabilitationsmaßnahmen an. Patienten, die nicht weiter als 30 bis 45 Minuten Fahrzeit von einer onkologischen Rehaklinik entfernt wohnen, können hier auch ambulant rehabilitativ betreut werden. Erkundigen Sie sich bei der Kasse oder der Rentenversicherung, ob eine derartige teilstationäre Rehabilitationsmaßnahme in Ihrer Umgebung möglich ist!

*8. Mein Arzt empfahl mir dringend einen Aufenthalt in einer Krebsrehabilitationsklinik. Ich habe mich bislang jedoch niemals von meinem Ehemann getrennt. Kann er mich begleiten?*

Ein gemeinsamer Aufenthalt beider Ehepartner kann ermöglicht und organisiert werden. Der Einbezug von Angehörigen ist von modernen Rehabilitationsmedizinern gewünscht. In den meisten Kliniken können Ehe-/Lebenspartner zum Selbstkostenpreis mitaufgenommen werden. Nicht nur bei Fragen der Ernährung kann die Begleitung und der Einbezug von Angehörigen in die Reha sehr vorteilhaft sein. Angehörige müssen wissen, wie Sie dem Erkrankten helfen können.

## 9. Welche Kosten entstehen für den Patienten in der Rehaklinik?

Ähnlich wie bei einem Akutkrankenhausaufenthalt sind Zuzahlungen zu leisten, deren Höhe von Jahr zu Jahr variiert. Es gibt jedoch zahlreiche Härtefälle (siehe Kapitel 13), bei denen eine Befreiung oder Verminderung der Zuzahlungen möglich ist. Patienten in einer Anschlußheilbehandlung (AHB) brauchen in der Regel keine Zuzahlungen zu leisten, da die Zuzahlungen nur für längstens 14 Tage innerhalb eines Jahres geleistet werden müssen. Bei dem vorausgehendem stationären Aufenthalt in der Akutklinik ist dieser Betrag meist schon entrichtet worden. Für die von den Rentenversicherungen bezahlte teilstationäre Rehabilitation brauchen keine Zuzahlungen entrichtet zu werden (Stand 2002).

## 10. Welches sind die Voraussetzungen für die Bewilligung eines stationären Heilverfahrens (identisch mit stationärer Rehabilitation)?

Voraussetzung hierfür ist die Erwartung, daß durch die stationäre Rehabilitationsmaßnahme eine Besserung im medizinischen, psychischen, sozialen und/oder im beruflichen Bereich eintreten könnte. Benötigt wird eine ärztlich bescheinigte Rehabilitationsfähigkeit. Eine Rehabilitationsfähigkeit besteht dann, wenn Probleme vorliegen und eine Besserung zu erwarten ist und wenn der Betroffene bereit ist, an seiner Genesung mitzuarbeiten. Die Motivation ist also eine Grundvoraussetzung der Rehabilitation. Eine Pflegebedürftigkeit oder eine mangelnde Bereitschaft zur Rehabilitation schließen die Erfolgswahrscheinlichkeit eines stationären Heilverfahrens aus.

Notwendig ist, daß der Betroffene weiß, daß er eine bösartige Erkrankung hat. Unaufgeklärte Patienten können nicht rehabilitiert werden! Das erste Heilverfahren, das möglichst bald im Anschluß an den Krankenhausaufenthalt stattfindet, ist das wichtigste Heilverfahren. Es wird auch Anschlußheilbehandlung genannt (AHB): Es darf nur in einer für eine AHB anerkannten Rehaklinik durchgeführt werden, die – entsprechend den Bedingungen der BFA – nicht weiter als 100 km vom Wohnort des Betroffenen entfernt liegen darf. Dies ist bei späteren Heilverfahren (auch Kuren genannt) keine Bedingung mehr. Bei der AHB entfallen in der Regel Zuzahlungen; ganz anders hingegen bei späteren Heilverfahren.

## 11. Was muß ich tun, um ein stationäres Heilverfahren (Kur, AHB, stationäre Rehabilitation) zu beantragen?

Befinden Sie sich noch in der Klinik oder in einer ambulanten Strahlen- oder Chemotherapie und soll möglichst bald (in der Regel etwa bis 14 Tage nach der Krankenhausentlassung) ein Heilverfahren (AHB) erfolgen, so entscheidet der Arzt in Absprache mit einer AHB-Klinik seiner Wahl, wann und wo der Aufenthalt erfolgen soll. Er telefoniert mit der AHB-Klinik, bespricht mit den dortigen Ärzten die bei Ihnen vorliegende Problematik und vereinbart einen Aufnahmetermin. Die AHB-Klinik wiederum verpflichtet sich zu einer Aufnahme spätestens 14 Tage nach der Entlassung. Sie überprüft auch, ob die rechtlichen Voraussetzungen vorliegen. Wenn Sie schon zu Hause sind, so stellt der Hausarzt den Antrag auf eine stationäre Krebsnachsorge. Er wendet sich hierzu an die zuständige gesetzliche Krankenkasse oder die jeweilige Rentenversicherung. Die Krankenkasse oder der Rentenversicherungsträger entscheidet dann, ob, wann und wo das stationäre Heilverfahren (Kur) durchgeführt wird.

## 12. Wo kann ich eine Adressenliste der Tumornachsorgekliniken erhalten?

Zumeist hat Ihr Arzt oder zumindest der Sozialarbeiter eine Adressenliste von AHB- und Tumornachsorgekliniken. Wenn nicht, so ist eine derartige Adressenliste bei der Arbeitsgemeinschaft für Krebsbekämpfung in Nordrhein-Westfalen (Universitätsstr. 140, 44799 Bochum), über die BfA (10704 Berlin, Postfach) oder über die für Sie zuständige LVA zu erhalten.

Die Nachsorgekliniken sind über ganz Deutschland verstreut. Sie sollten sich bei der Wahl immer die Frage stellen, welche der zahlreichen Kliniken Ihren Rehabilitationsproblemen am ehesten gerecht wird. Es gibt auf der einen Seite Kliniken, die eher erholungsorientiert aufgebaut sind, in denen jedoch ein geringeres spezifisches medizinisch-onkologisches, psychisches, soziales oder berufliches Rehabilitations-Know-how angeboten wird. Es gibt andererseits hochspezialisierte onkologische Rehabilitationskliniken, die auf Ihre medizinischen, psychischen, sozialen oder gar beruflichen Probleme bestens eingehen können und die gleichzeitig begleitende Tumortherapien durchführen können. Auf keinen Fall sollten Sie in der »Nachkur« nur die Möglichkeit einer weitgehend kostenfreien Erholung bzw. eines Urlaubs (»Kurlaub«) sehen!

## 13. Wer bezahlt die für eine Rehabilitation notwendigen Maßnahmen?

Leistungsträger der Rehabilitation sind die Rentenversicherungen (BfA, LVA), die Knappschaft, die Bundesanstalt für Arbeit und seit 1974 auch die gesetzlichen Krankenkassen. Bei Beamten kann die medizinische Rehabilitation durch die Beihilfe finanziert werden. Falls keine dieser genannten Institutionen sich finanziell für zuständig erklärt, kommt als Auffangträger auch das Sozialamt in

Frage. Die Rentenversicherungsträger können sich ebenfalls an
den Unkosten der Rehabilitation jener Patienten beteiligen, die
nicht mehr im Erwerbsleben stehen. Obwohl dies gesetzlich eine
»Kannbestimmung« ist, finanzieren die Rentenversicherungen
derzeit die überwiegende Anzahl der stationären Rehabilitationsmaßnahmen für krebskranke Rentner.

# 11 Welche Probleme können bei Reisen, in der Freizeit oder beim Sport auftreten?

## Empfehlungen für die Ferien- und Freizeitgestaltung

### 1. Ich habe mein Leben lang viel gearbeitet und auf Ferien verzichten müssen. Jetzt wollten wir eigentlich das Leben genießen und reisen. Kann ich dies auch nach der Krebserkrankung tun?

Abgesehen von einigen Einschränkungen sind Reisen durchaus möglich.

● Wichtig ist, die Reise gut zu planen und zu organisieren.
● Bei Reisen in südliche Länder oder tropische Gebiete ist mehr als die übliche hygienische Vorsicht geboten.
● Olivenöl und überhaupt fettige Speisen werden von Bauchspeicheldrüsenkrebspatienten häufig schlecht vertragen, weswegen Reisen in Mittelmeerländer problematisch sein können.
● Bei insulinpflichtigem Diabetes müssen Sie unbedingt ausreichend Insulin, Insulinspritzen, Pen, Diabetikerausweis, Diabetikertagebuch, Traubenzucker und alle notwendigen Medikamente im Handgepäck mitnehmen. Bei längeren Reisen oder Reisen ins Ausland sollten Sie eine kleine Diätwaage mitnehmen. Vergewissern Sie sich, ob in dem Hotel fettarme und zuckerfreie Mahlzeiten angeboten werden. Insulinbedürftige Diabetiker, besonders total Pankreatektomierte müssen nach Inter-

kontinentalflügen damit rechnen, daß der Insulinbedarf zeit-
weilig durcheinandergerät.
● Bei starker körperlicher Schwäche sowie bei Tumoraktivität
bzw. bei Vorliegen von Metastasen sind einige Einschränkungen geboten. Diese sind jedoch nicht mit Untätigkeit gleichzu-
setzen.

**2. Ich bin gerade operiert worden. Bis jetzt verlief
glücklicherweise alles komplikationslos, der
Tumor konnte völlig beseitigt werden. Ab wann
kann ich wieder meine gewohnte Tätigkeit aufnehmen, und ab wann kann ich verreisen?**

Auch bei komplikationsloser Abheilung können Sie davon ausgehen, daß Sie niemals wieder so belastungsfähig sein werden wie
früher. Dies sowohl in körperlicher, jedoch häufig auch in psychischer Hinsicht.
Einen kleineren Urlaub, z. B. im Mittelgebirge oder an der See,
können Sie durchaus schon vier bis sechs Wochen nach der Operation antreten. Mit Reisen in südliche Länder oder in tropische Regionen würde ich noch etwas warten. Der Zuckerhaushalt kommt
schneller durcheinander, die Klima- und Ernährungsumstellung
geht mit größeren Anpassungsschwierigkeiten einher, und die
Kreislaufbelastung ist größer. Außerdem ist Vorsicht vor schlechter
Hygiene geboten.
Lassen Sie im ersten Jahr Ihre schweren Koffer lieber andere tragen; benutzen Sie bevorzugt Rollenkoffer, die Sie nicht zu tragen
brauchen!
Schonen Sie Ihre Bauchmuskulatur, damit es nicht zu einem Narbenbruch kommt! Insbesondere korpulente Menschen neigen zu
einer Bindegewebsschwäche an der Operationsnarbe.

## 3. Ich möchte meine in Spanien lebende Tochter und die Enkelkinder besuchen. Darf ich das? Seit der Operation bin ich Diabetiker.

Gegen Reisen, auch in südliche Länder, ist nichts einzuwenden! Einige Besonderheiten sind allerdings wegen der häufig schlechteren hygienischen Verhältnisse, der Hitze und der anderen Ernährung zu beachten, besonders wenn Untergewichtigkeit vorliegt.

- Sie sollten besonders auf den Flüssigkeits- bzw. Elektrolytbedarf achten (mindestens 2 Liter täglich und 6 bis 9 Gramm Kochsalz täglich). Für Diabetiker kommen Getränke in Frage, die keine Kohlenhydrate enthalten, z. B. schwarzer Tee, Kräuter- und Früchtetees, stille Wasser, mild gerösteter Bohnenkaffee. Die Getränke sollten nicht zu kalt und nicht zu heiß getrunken werden. Die Flüssigkeitszufuhr während einer Mahlzeit sollte bei Whipple-Operierten so gering wie möglich gehalten werden, um so Dumping-Beschwerden vorzubeugen.
- Messen Sie häufiger Ihren Blutzucker, und passen Sie die Insulindosis dem veränderten Bedarf an.
- Vorsicht ist bei scharfen Gewürzen geboten, die zu einer gesteigerten Ausscheidungsfrequenz führen können. Gewürze, die mit Zucker zubereitet werden, sind im Hinblick auf den Diabetes nicht geeignet. Hierzu gehören z. B. süßer Senf, Tomatenketchup, fertige Salatsaucen, Marinaden und Vanillezucker.
- Vorsicht vor mit viel Fett zubereiteten Gerichten. Sie sind schwer verdaulich und verursachen Durchfall.
- Hitze wird häufig schlechter vertragen als vor der Operation. Blutarmut verstärkt das Herz-Kreislaufrisiko.

## 4. Darf ich in die Sonne gehen? Ich habe gehört, daß Sauerstoff und Sonne sich negativ auf das Tumorwachstum auswirken können.

Dies sind völlig falsche Vorstellungen, die man früher sehr häufig hörte. Sie entbehren jeglicher wissenschaftlicher Grundlage. Allerdings leiden nicht nur Haut und Herz-Kreislauf, sondern auch das Immunsystem unter starker Sonneneinwirkung. Bei einem Sonnenbrand entgleist leicht auch ein Diabetes. Daher ist beim Sonnenbaden Vorsicht geboten. Frische Luft und gutes Wetter wirken sich allerdings mit Sicherheit nicht negativ aus.

## 5. Kann ich in die Sauna gehen?

Dagegen ist grundsätzlich nichts einzuwenden. Saunen fördert nicht nur das Wohlbefinden, sondern kann auch die Widerstandskraft stärken und so die Infektionsgefahr mindern.

Kontraindikationen sind allerdings eine Herzschwäche sowie Störungen der Herzkranzgefäße und Bluthochdruck. Bei Blutmangel (Anämie) ist vom Saunen abzuraten!

Auch sollte man bei akuten Atemwegsinfekten sowie bei Lungenmetastasen und Absiedlungen in der Leber auf das Saunen verzichten.

Da bei dem anschließenden Kaltwasserbad schockartig extrem hohe Blutdruckwerte erreicht werden, ist diese Art der Abkühlung bei Patienten mit schlecht einstellbarem Bluthochdruck kontraindiziert.

## 6. Seit der Operation muß ich wegen eines Diabetes Insulin spritzen. Von welchen Sportarten ist abzuraten?

Alles, was Ihnen Freude bereitet und Sie sich körperlich zutrauen, sollten Sie auch machen. Körperliche Bewegung ist auf jeden Fall gut. Sportarten, bei denen die Bauchmuskulatur stark beansprucht wird, also z. B. Gewichtheben, Rudern und Ringen, sind allerdings ungünstig. Achten Sie in den ersten Monaten nach der Operation darauf, daß die Bauchmuskulatur nicht zu sehr belastet wird. Sonst könnte es zu einem Narbenbruch kommen. Körperliche Betätigung bedingt eine Anpassung der Insulindosis. Wenn ein insulinbedürftiger Diabetiker sich sehr viel mehr als sonst bewegt, so z. B. beim Sport, verbrennen seine Muskeln wesentlich mehr Zucker, so daß es leicht zu einer Unterzuckerung kommen kann, es sei denn, daß er blutzuckerwirksame BEs zu sich nimmt. Besonders am Anfang kann es Schwierigkeiten bereiten, die Symptome der Unterzuckerung von denen einer körperlichen Erschöpfung zu unterscheiden. Deshalb muß der »Anfänger« den Blutzucker während der sportlichen Betätigung häufiger messen. Folgende Ratschläge kann man Diabetikern mit auf den Weg geben:

- Die Insulinmenge kann und muß je nach Therapiekonzept und geplanter Leistung reduziert werden.
- Vor nur kurz dauernden sportlichen Belastungen sollte man vorbeugend zusätzliche Kohlenhydrate zu sich nehmen.
- Bei längerem Arbeiten unter leichter Belastung wie bei Radtouren oder Gartenarbeiten muß die Reduktion der Verzögerungsinsuline in Betracht gezogen werden.
- Besonders der sporttreibende Diabetiker sollte immer Traubenzucker und/oder Zwieback mit sich führen.
- Total Pankreatektomierte sollten vor dem Autofahren den Blutzuckerspiegel messen. Bei den ersten Anzeichen einer Unterzukkerung sollten Sie anhalten, den Motor abschalten und Trau-

benzucker nehmen. Längere Strecken sollten Sie nicht alleine
fahren und alle zwei Stunden eine Pause einlegen. Leichte Unterzuckerungen können bereits zu Wahrnehmungs- und Konzentrationsstörungen führen, die z. B. das Unfallrisiko be-
trächtlich erhöhen. Ein zur Unterzuckerung neigender Diabetiker sollte das Autofahren lieber lassen, da er für sich und für andere ein Risiko darstellt.
• Auf Motorradfahren sollten total Pankreatektomierte grundsätzlich verzichten.
• Kein Sport bei Acetonnachweis.

## 7. Darf ich schwimmen?

Ja. Schwimmen ist eine beliebte Sportart, die besonders bei älteren
Menschen zur Gesunderhaltung beiträgt. Voraussetzung ist allerdings, daß das Wasser nicht zu warm ist (nicht wärmer als 29
Grad), daß keine Herzrhythmusstörungen und kein Bluthochdruck vorliegen. Bei Durchblutungsstörungen der Herzkranzgefäße kann es bei plötzlichem Kältereiz zu einem Angina-Pectoris-
Anfall kommen.
Schwimmen fördert die Gesundung, stärkt die Abwehrkraft, verbessert die Durchblutung, fördert die Beweglichkeit und wirkt so
einer Knochenentkalkung entgegen.

## 8. Darf ich radfahren?

Warum nicht. Dies ist sogar eine sehr positiv zu bewertende körperliche Tätigkeit, bei der die Immunabwehr gefördert wird, das
Herz-Kreislaufsystem gestärkt, die Knochenstabilität gefördert
und die Muskulatur trainiert wird. Bewegungsarmut verstärkt den

Knochenabbau, zu dem Pankreaserkrankte neigen. Tumorabsiedlungen in Lymphknoten, Leber und Lunge sind kein Hinderungs-
grund. Natürlich ist bei Knochenmetastasen Vorsicht geboten.

## 9. Wie ist der Versicherungsschutz bei einer Urlaubs- reise ins Ausland?

Für Mitglieder der gesetzlichen Krankenkassen besteht in den EG-
Ländern und in Staaten, mit denen die Bundesrepublik Deutsch-
land ein Sozialversicherungsabkommen abgeschlossen hat, ein
Versicherungsschutz. Dieser ist unabhängig davon, ob es sich um
eine akute oder chronische Krankheit handelt. Die anfallenden
Krankheitskosten werden also von den Krankenkassen bei Vorlage
der Rechnung zurückerstattet. Im übrigen Ausland besteht kein
Versicherungsschutz. Eine Kostenerstattung, etwa einer Arztrech-
nung aus dem Urlaub in diesen Ländern ist also nicht möglich. Eine
Ausnahme besteht dann, wenn Sie privat eine entsprechende Aus-
landsversicherung abgeschlossen haben!
Vor Antritt der Reise sollten Sie sich eine sogenannte Anspruchsbescheinigung für das betreffende Land besorgen. Trotz dieser Anspruchsbescheinigung kann es vorkommen, daß nicht alle Kosten
voll abgedeckt werden. Dies liegt daran, daß der Umfang der Leistungen in den verschiedenen Ländern unterschiedlichen Regelungen und Bewertungen unterworfen ist. So ist z. B. in einigen Ländern eine Selbstbeteiligung üblich, die der deutsche Patient auch zu
übernehmen hat. Auch erkennen manche Ärzte in Tourismus-
zentren die Anspruchsbescheinigung nicht ohne vorherige Barzah-
lung an. Auch hier richtet sich der Versicherungsschutz nach den
Rechtsvorschriften des Gastlandes, d. h., daß nur die dort gelten-
den Sätze nach Vorlage der Rechnung bei der Krankenkasse zu
Hause erstattet werden. Auch dürfen die gesetzlichen Krankenversicherungen nicht die Kosten eines eventuell medizinisch notwendigen Rücktransportes übernehmen.

Grundsätzlich sollten Sie sicherheitshalber eine private Auslands-
reise-Krankenversicherung abschließen. Diese ist in der Regel nicht
teuer.

## 10. Ist während des Krankengeldbezuges ein Urlaub im In- oder Ausland möglich?

Auch während des Krankengeldbezuges ist ein Urlaub möglich.
Die Zustimmung der Krankenkasse ist nur dann einzuholen, wenn
er im Ausland verbracht werden soll. Die Krankenkasse gibt nur dann ihre Zustimmung, wenn der Urlaub vom behandelnden Arzt befürwortet wird, also eine Ver-
schlechterung des Krankheitszustandes nicht zu erwarten ist.

## 11. Urlaub ist für mich ein Fremdwort; Urlaube konnte ich mir schon früher kaum leisten und jetzt im Alter erst recht nicht.

Viele ältere Menschen, vor allem Frauen, können sich aus eigenen
Mitteln keinen Urlaub leisten. Sie können jedoch Zuschüsse erhal-
ten. Mit Landes- oder kommunalen Mitteln werden zum Beispiel
Erholungsaufenthalte von Wohlfahrtsverbänden gefördert. Es gibt
Zuschüsse für Urlaube von 14 bis 21 Tagen. Fragen Sie bei Ihrem
Sozialamt oder bei den Wohlfahrtsverbänden nach.

## 12. Ich bin meinen abendlichen Schoppen gewohnt. Kann ich Rotwein trinken?

Ich rate Bauchspeicheldrüsenerkrankten grundsätzlich vom Alkoholgenuß ab, damit der verbleibende gesunde Teil der Bauchspeicheldrüse nicht unnötig belastet wird.

# 12 Wie verhalte ich mich in meiner Umgebung?

## Fragen zu Familie, Umfeld und Selbsthilfegruppen

### 1. Wie sollte ich mich meiner Ehefrau bzw. meiner Familie gegenüber verhalten?

Sprechen Sie offen über Ihre Erkrankung und die für Sie damit verbundenen Probleme. Versuchen Sie nicht, Ihre derzeitige Situation und Gemütslage gegenüber Ihrem engsten Lebenspartner zu verheimlichen. So können Sie beide offen mit Ihrer Situation umgehen. Zudem ist es erfahrungsgemäß so, daß Ängste und Probleme wesentlich leichter zu beherrschen sind, wenn man diese offen äußert.

So wichtig es für Sie derzeit auch ist, jemanden zu haben, mit dem Sie über Ihre Krebserkrankung reden können, Ihre Erkrankung ist nicht alles. Es gibt sicher noch vieles andere, an dem Sie interessiert sind. Sprechen Sie auch darüber, damit Ihre Krankheit nicht zum Dauergesprächsthema wird, was letztlich Sie und Ihre Familie eher be- als entlasten könnte. Und: Haben Sie auch ein offenes Ohr für deren Probleme, die ganz unabhängig von Ihrer Erkrankung auch bestehen. Denken Sie immer daran, daß auch »gesunde« Menschen Probleme haben.

In den ersten Wochen nach der Operation werden Sie wahrscheinlich besonders auf die Hilfe und die Rücksichtnahme Ihrer Familie angewiesen sein. Lassen Sie sich ruhig helfen, und überlegen Sie, welche Hilfestellung Sie gerne von wem hätten. Überlegen Sie sich auch, was Sie jetzt auf keinen Fall haben wollen, und sagen Sie das auch den anderen. Erwarten Sie nicht, daß andere Ihnen alles abnehmen und Ihnen Ihre Wünsche von den Lippen ablesen werden. Soweit es in Ihren Kräften steht, übernehmen Sie ruhig auch wieder die eine oder andere Aufgabe. Lassen Sie sich nicht auf ein Abstellgleis schieben, weder im privaten noch im beruflichen Bereich.

## 2. Wie verhalte ich mich in der Öffentlichkeit? Was würden wohl meine Bekannten sagen, wenn Sie hören, daß ich Krebs habe?

Die Reaktion Ihrer Bekannten wird auch davon abhängen, welche eigenen Erfahrungen sie mit Krebs haben und welche Vorstellungen sie damit verbinden. Unter Umständen werden Sie die Erfahrung machen, daß auch andere in Ihrer Umgebung an Krebs erkrankt sind, ohne daß Sie es bisher wußten.

Manchmal fühlen sich Nichtbetroffene verunsichert und wissen nicht, ob und wie sie mit Ihnen über Ihre Krebserkrankung sprechen sollen. Dann ist es hilfreich, wenn Sie auf die anderen zugehen und das Gespräch beginnen.

Entscheiden Sie jeweils von Person zu Person in Ihrem Freundes- und Bekanntenkreis, wem Sie mitteilen wollen, daß Sie Krebs haben oder hatten. Sagen Sie den betreffenden Personen dann jeweils auch, was Sie sich von Ihnen erhoffen und erwarten (z. B. daß er/sie selber Stillschweigen bewahrt; daß er/sie in bestimmten Situationen unterstützen möge, daß er/sie ruhig nach Ihrem Ergehen fragen darf oder eben gerade nicht etc.).

Eine Krebserkrankung muß heutzutage keineswegs mehr als ein Todesurteil oder als ein zu meidender Makel angesehen werden. Immerhin erkrankt jeder zweite bis dritte Deutsche im Laufe seines Lebens an Krebs, was jedoch in keiner Weise bedeuten muß, daß er hieran auch stirbt.

Bei einigen »Gesunden« findet leider eine Überreaktion statt. Diese reicht von einer Isolierung bis zu überschießenden Mitleidsbezeugungen und aufgedrängter Fürsorge. Beide Verhaltensweisen sind falsch! Lassen Sie sich von diesen Reaktionen nicht anstecken, sondern gehen Sie Ihren Weg!

### 3. Man hört heute so viel von den Selbsthilfegruppen, in denen die Betroffenen sich gegenseitig Tips geben und helfen sollen. Gibt es derartiges auch für Bauchspeicheldrüsenkrebserkrankte? Können Sie mir Adressen nennen?

Spezielle Selbsthilfegruppen für Bauchspeicheldrüsenkrebserkrankte gibt es nicht; allerdings gibt es eine Selbsthilfegruppe für Bauchspeicheldrüsenerkrankte. In diesen Gruppen sind sehr viele Bauchspeicheldrüsenkrebserkrankte organisiert, die operiert wurden (Arbeitskreis der Pankreatektomierten e. V. [AdP], Zentrale Beratungsstelle Krefelder Str. 3, 41539 Dormagen, Telefon 0 21 33/4 23 29). Es gibt darüber hinaus viele allgemeine Selbsthilfegruppen für Krebserkrankte in allen größeren Städten und auch in vielen ländlichen Regionen, in denen Patienten mit unterschiedlichen Tumorerkrankungen zusammenkommen.

### 4. Wie und wo bekomme ich Kontakt zu Selbsthilfegruppen?

Sprechen Sie Ihren Arzt bzw. den Sozialarbeiter an. Sie können den Kontakt zu einer Selbsthilfegruppe in Ihrer Region vermitteln. Eine weitere Möglichkeit (auch telefonisch) ist die über den Krebsinformationsdienst (KID), die Deutsche Krebshilfe oder den Arbeitskreis der Pankreatektomierten (Adressen siehe Kapitel »Adressen«), die über alle aktuellen Adressen von Selbsthilfegruppen in Deutschland verfügen. Sie sind auch bei der Einrichtung neuer lokaler und regionaler Selbsthilfeorganisationen behilflich.

Was der 1976 in Heidelberg gegründete Arbeitskreis der Pankreatektomierten anbietet, hat dieser in einem 8-Punkte-Programm zusammengefaßt:

- bundesweite Informationstreffen zweimal jährlich,
- Handbuch für Pankreatektomierte, eine Loseblattsammlung, die ständig aktualisiert wird,
- Kontaktstellen in allen Bundesländern,
- sozialrechtliche Beratung,
- medizinische und persönliche Beratung durch einen wissenschaftlichen Beirat,
- zentrale Beratungsstelle über die Bundesgeschäftsstelle des Arbeitskreises,
- Zusammenarbeit mit anderen Organisationen wie dem Deutschen Diabetiker-Bund e. V. und dem Deutschen Paritätischen Wohlfahrtsverband e. V.

## 5. Mit wem kann ich über meine Probleme reden? Der Arzt hat immer so wenig Zeit.

Auch wenn sich die Ärzte der Notwendigkeit eines ausführlichen Gesprächs mit Tumorpatienten bewußt sind, so haben sie doch häufig nicht ausreichend Zeit hierfür. Sollte es Ihnen um medizinische Fragen gehen, notieren Sie sich Ihre Fragen im voraus, damit Sie sie im Gespräch direkt bereit haben und nichts vergessen. Lassen Sie sich die Sachlage so lange erklären, bis Sie die Antwort auf Ihre Frage auch verstanden haben! Ansonsten können Sie natürlich mit jedem reden, dem Sie vertrauen und der Ihnen ernsthaft zuhört. Das können Familienmitglieder, Verwandte, Freunde oder auch Nachbarn sein, denen es gelingt, Ihre Belange für den Moment des Gesprächs in den Mittelpunkt zu rücken. Vielleicht ist aber auch gerade das Gespräch mit einem außenstehenden Dritten für Sie hilfreich, sei es mit Ihrem Seelsorger, mit einem Psychologen oder einer ähnlich professionell ausgebildeten Person. Wichtig ist aber vor allem, auch im Gespräch mit Menschen dieser Berufe, daß Sie sich mit dem Gegenüber in diesem Gespräch »wohlfühlen«, auch wenn das Gesprächsthema vielleicht schwierig sein mag.

**6. Das Schlimmste für mich sind die Wartezimmergespräche. Hier kursieren manchmal Schauergeschichten, die sich an Schrecklichkeit zu überbieten suchen.**

Sie werden nicht nur dort die unterschiedlichsten Erfahrungen machen und die verschiedensten Ratschläge erhalten. Einige von ihnen mögen sinnvoll sein, andere sind unsinnig und gefährlich. Viele beruhen auf persönlichen Erfahrungen oder Erlebnissen aus dem Bekanntenkreis. Sie sollten auf keinen Fall in solchen Gesprächen die Hauptquelle Ihrer Informationen sehen und im Zweifelsfall immer das Gespräch mit dem Arzt Ihres Vertrauens suchen.

# 13 Welche sozialen und finanziellen Hilfen gibt es?

Fragen zu sozialen und finanziellen Problemen, häuslicher Versorgung, Behindertenausweis, Pflegeversicherung, Hospiz und Palliativstationen

## 1. Durch die Erkrankung fühle ich mich so geschwächt, daß ich nur mit Mühe meinen Haushalt bewältigen kann. Leider kann mir niemand aus meiner Familie helfen. Sicherlich wird es einmal wieder alles besser werden, aber wissen Sie nicht kurzfristig Abhilfe?

Mehrere Abhilfemöglichkeiten bieten sich an:
So besteht die Möglichkeit einer häuslichen Krankenpflege. In der Regel besteht der Anspruch auf häusliche Krankenpflege für vier Wochen und umfaßt die im Einzelfall erforderliche Grund- und Behandlungspflege sowie hauswirtschaftliche Versorgung. Gem. § 38 SGB V wird ausgesprochene Haushaltshilfe allerdings nur dann gewährt, wenn mit im Haushalt ein Kind lebt, das das zwölfte Lebensjahr noch nicht vollendet hat oder aber behindert ist. Einige Kassen leisten auch Haushaltshilfe ohne diese Bedingung (Ermessensleistung). Es ist auf jeden Fall sinnvoll, vor Beantragung Kontakt mit dem Sozialdienst der Krankenkasse aufzunehmen, um Einzelheiten abzusprechen.
Auch sollten Sie bzw. Ihr Arzt die Möglichkeit einer stationären Rehabilitations- bzw. Nachsorgemaßnahme (Anschlußheilbe-

handlung = AHB) in Erwägung ziehen. In den Nachsorgekliniken sind Sie vorerst gut versorgt und können sich körperlich und seelisch von der Therapie erholen. In dieser Zeit können und sollen dann die weiteren Weichen für eine spätere optimale soziale Versorgung zu Hause gestellt werden.

Es gibt zahlreiche Hilfen für zu Hause. Die Sozialarbeiter in den Akut- und Rehabilitations-/Nachsorgekliniken besprechen mit Ihnen und Ihren Angehörigen die Situation und leiten – falls notwendig – entsprechende Hilfen vor Ort ein.

Eine weitere Möglichkeit ergibt sich durch die Nutzung begleitender Beratungs- und Betreuungsinstitutionen. Einige Krankenkassen haben für ihre an Krebs erkrankten Versicherten und deren Angehörige einen hauseigenen sozialen Dienst eingerichtet, der allerdings nur Hilfe vermittelt.

Das Spektrum der angebotenen sozialen Hilfen ist weit gefächert:

• häusliche Krankenpflege,
• Hilfe bei der Haushaltsführung,
• Einkaufen durch Zivildienstleistende,
• Haushaltshilfe durch Fachkräfte,
• medizinische Hilfe durch examinierte Kräfte,
• Essen auf Rädern,
• Hausnotrufdienst,
• Behindertenindividualberatung.

Eine weitere Möglichkeit ergibt sich durch die Pflegehilfe. Um sie in Anspruch zu nehmen, muß allerdings die Notwendigkeit einer Pflege für mindestens ein halbes Jahr vorliegen, und es muß ein Antrag bei der zuständigen Pflegekasse gestellt werden.

Die Palette möglicher Hilfen wird durch private Haus- und Krankenpflegedienste ergänzt. Informationen und eine Adressenliste der Sozialstationen können bei den jeweiligen Länderministerien für Arbeit und Gesundheit, beim Gesundheitsamt oder beim Informations- und Beratungsdienst der Deutschen Krebshilfe (Thomas-Mann-Str. 40, 53111 Bonn, Telefon 0228/729900) angefordert werden.

Vielen ist nicht bekannt, daß die Sozialämter nicht nur für finanzielle Notlagen zuständig sind, sondern auch den gesetzlichen Auftrag zur Information und Beratung haben. In vielen Städten und Gemeinden gibt es außerdem »Bürgerberatungsstellen«, an die man sich bei derlei Problemen wenden kann. Häufig können auch die Selbsthilfegruppen der Region informieren und Hilfen in die Wege leiten. Auskunft über Adressen eventueller Selbsthilfegruppen in Ihrer Region können Sie vom Krebsinformationsdienst (KID), dem Arbeitskreis der Pankreatektomierten (Adressen siehe Kapitel »Adressen«) oder auch vom Sozialdienst der Tumornachsorgeklinik erfahren.

*2. Obwohl meine Frau schwer krank ist und ich sie zu Hause nicht versorgen kann, soll sie aus dem Krankenhaus entlassen werden. Sie sei ein »Pflegefall«, für den man medizinisch nichts mehr tun könne, hat der Oberarzt erklärt. Meine Frau in ein Pflegeheim zu stecken wäre für mich der letzte Schritt. Welche anderen Möglichkeiten bestehen?*

Als erstes sollten Sie mindestens drei Tage bis eine Woche vor Entlassung Ihrer Frau durch den Klinikarzt oder durch Ihren Hausarzt bei der Krankenversicherung Ihrer Frau häusliche Krankenpflege beantragen. Diese wird meistens innerhalb weniger Tage genehmigt, und in dieser Zeit können die entsprechenden Vorkehrungen zu Hause getroffen werden (z. B. Beschaffung von Hilfsmitteln). Als nächsten Schritt sollten Sie bei der zuständigen Pflegeversicherung einen Antrag auf Beurteilung der Pflegebedürftigkeit stellen. Die Pflegekasse schickt dann einen Gutachter (Arzt und/oder Pflegefachkraft), der bei Ihnen einen Hausbesuch macht oder auch die Patientin im Krankenhaus besucht und den Grad der Pflegebedürftigkeit Ihrer Frau festlegt. Maßstab für die Beurteilung der Pflegebedürftigkeit sind ausschließlich Fähigkeiten zur Ausübung der

Verrichtungen des täglichen Lebens. Im häuslichen Umfeld wird
u. a. festgestellt, welchen konkreten Handlungsbedarf der Antrag-
steller hat, wer die Pflege durchführt und inwieweit die Möglichkeiten der Rehabilitation ausgeschöpft wurden.

Pflegebedürftigkeit ist in keiner Weise identisch mit einem Heim-
aufenthalt. Ja, im Gegenteil, durch die Pflegeversicherung soll eine
häusliche Pflege ermöglicht werden!

Übernehmen Angehörige oder Ehrenamtliche die Pflege, so erhalten Sie Pflegegeld (€ 205,- für Pflegestufe I, € 410,- für Pflegestufe II und € 665,- für Pflegestufe III; Stand 2002).

Scheiden Angehörige als Pflegepersonen aus, dann übernimmt die
Pflegekasse Einsätze von ambulanten Pflegediensten als soge-
nannte »Sachleistung« bis zur Höhe von € 384,- in Pflegestufe I
bzw. € 921,- in Stufe II oder € 1 432,- in Stufe III (Stand 2002).
Eine Sachleistung in Form von Pflegeeinsätzen dürfen nur Perso-
nen und Dienste erbringen, die einen Versorgungsvertrag mit den
Pflegekassen abgeschlossen haben. Sie sollten sich daher bei der
Kasse vorher erkundigen.

Wird der Betroffene in einem Altenheim/Pflegeheim unterge-
bracht, so beteiligt sich die Pflegekasse an den Unkosten (€ 1 023,-
in Pflegestufe I, € 1 279,- in Pflegestufe II und € 1 432,- in Pflegestufe III; Stand 2002).

In der Pflegestufe I muß der Bedarf an Hilfe für Körperpflege, Ernährung, Mobilität und für die hauswirtschaftliche Versorgung
täglich mindestens anderthalb Stunden betragen.

In der Pflegestufe II beträgt er mindestens drei Stunden, und in der
Pflegestufe III muß eine Pflegebedürftigkeit rund um die Uhr vorliegen.

Nicht jeder, der häusliche Pflege benötigt, kann automatisch Pflegegeld beanspruchen. Ein Anspruch auf Leistungen besteht in der
Regel nur dann, wenn eine Pflegebedürftigkeit über mindestens
sechs Monate vorliegt. Damit ein Antrag überhaupt Aussichten
auf Erfolg hat, muß eine Vorversicherungszeit in der Pflegeversicherung von mindestens fünf Jahren bestehen. Die Pflege muß mindestens 46 Minuten dauern, dazu zählen beispielsweise Waschen
und Kämmen, Zahnpflege oder Hilfen beim Essen. Der Betreuende

muß mindestens 45 Minuten pro Tag zusätzlich im Haushalt helfen, also Wäsche waschen, kochen oder einkaufen.

Zur Vorbereitung der Begutachtung kann ein Pflegetagebuch hilfreich sein: Eine Woche lang wird täglich genau notiert, wann und
wofür eine Hilfe nötig war.

Kostenlosen und kompetenten Rat zu allen Fragen der Pflegeversicherung können Sie über das Bürgertelefon des Bundesministeri-
ums für Gesundheit erhalten (Telefon: Montag bis Donnerstag
08 00/1 91 91 90).

## 3. Was versteht man unter Hospiz und Palliativstation?

Das Hospiz ist eine eigenständige Einrichtung, in der es um die
Pflege und Begleitung der Menschen in ihrer letzten Lebensphase
geht. Auch Angehörige finden hier Beistand. Ziel der Hospizbewegung ist es, die Lebensqualität der Patienten zu verbessern, damit
sie in dieser schweren Zeit so bewußt, zufrieden und normal wie
möglich leben können. Im Zentrum der Hospizbetreuung steht daher nicht die medizinisch-onkologische Beeinflussung des Krankheitsverlaufs, sondern der Erhalt und die Verbesserung der Lebensqualität.

Auch die Palliativstationen verfolgen dieses Ziel. Sie sind allerdings in der Regel einem Krankenhaus angegliedert und stärker
ärztlich betreut. Bei ihnen liegt der Schwerpunkt häufig neben der
medizinisch-pflegerischen Betreuung auf der Schmerztherapie und
Symptomkontrolle.

Adressen können Sie vom Hausarzt, vom Kliniksozialdienst und
den Mitarbeitern der Tumornachsorge- und Rehabilitationsklinik
erhalten. Sie können auch beim Krebsinformationsdienst anrufen
(KID, siehe Kapitel »Adressen«).

## 4. Welche Vorteile hat der Schwerbehindertenausweis? Hat er auch Vorteile für Rentner?

Mit Hilfe des Schwerbehindertenausweises sollen einige der durch die Erkrankung und Behandlung entstandenen Nachteile ausgeglichen werden; also nicht etwa nur die Nachteile von Erwerbstätigen. Dieser Ausgleich geschieht durch Vergünstigungen auf mehreren Ebenen und ist nicht zuletzt abhängig von dem festgestellten Grad der Behinderung (GdB). Zu den Vergünstigungen zählen bei einem Grad der Behinderung von 50 % und mehr:

- Erhöhter Kündigungsschutz am Arbeitsplatz.
- Hilfen zur Erhaltung bzw. Erlangung eines behindertengerechten Arbeitsplatzes, z. B. technische Hilfen oder Lohnkostenzuschüsse.
- Beschleunigung des Eintritts des Renten- bzw. Pensionsbezuges.
- Überstundenbefreiung (Wunsch).
- Anspruch auf Zusatzurlaub von fünf Tagen pro Jahr bei einer 5-Tage-Arbeitswoche.
- Bevorzugte Abfertigung bei Behörden.
- Je nach Höhe des zuerkannten GdB diverse Steuererleichterungen. So kann ein Pauschalbetrag jährlich steuermindernd geltend gemacht werden.
- Vergünstigungen bei der Benutzung öffentlicher Verkehrsmittel, Bäder, Museen etc.
- Ab 80 % Behinderung gibt es Freibeträge beim Wohngeld. Davon profitieren vor allem Bezieher von kleinen Renten.
- Die Fehlbelegungsabgabe bei Sozialwohnungen kann mit Schwerbehindertenausweis ermäßigt werden.
- Die Bahncard kann für die Hälfte des Normalpreises bei mindestens 80 % GdB erworben werden.
- Mitgliedsbeiträge in Verbänden und Vereinen (z. B. ADAC) sind häufig reduziert.
- Je nach zusätzlichen Merkmalen gibt es Vergünstigungen bei Rundfunk- und Fernsehgebühren sowie Kfz-Steuer, Freifahrten, Reduzierung der Eintrittspreise.

## 5. Mit welchem Grad (Höhe) der Schwerbehinderung kann ich rechnen?

Im allgemeinen können Patienten mit einer Krebserkrankung mit einem GdB von mindestens 50 rechnen. Wegen der erheblichen Beschwerden nach einer Operation, eventuell auch nach einer Chemo- und/oder Strahlentherapie, wird der GdB bei Bauchspeicheldrüsenkrebserkrankten jedoch im allgemeinen wesentlich höher eingestuft (ca. 80 bis 100). Nach einer bestimmten Zeit – meist nach drei bis fünf Jahren – wird die Einstufung jedoch überprüft und bei Verbesserung der körperlichen Leistungsfähigkeit entsprechend angepaßt.

## 6. Was muß ich tun, um einen Schwerbehindertenausweis zu erhalten?

Sie sollten den Antrag möglichst bald beim zuständigen Versorgungsamt stellen. Die Bearbeitungsdauer erfordert durchschnittlich zwei bis sechs Monate.

Vordrucke für den Antrag können beim zuständigen Versorgungsamt (im Telefonbuch unter »V« oder unter »Stadtverwaltung« zu finden) angefordert werden. Zur Beschleunigung des Verfahrens können dem Antrag ärztliche Unterlagen beigefügt werden. Das Versorgungsamt fordert im allgemeinen zusätzliche Unterlagen von den angegebenen Ärzten, Krankenhäusern, Tumornachsorgekliniken und Trägern der Sozialversicherung an und erstellt auf der Grundlage der mitgeteilten Befunde einen Feststellungsbescheid.

Dieser Feststellungsbescheid enthält den Grad der Behinderung (GdB) und einen Hinweis auf möglicherweise zuerkannte »Merkzeichen«.

Die Feststellung des Grades der Behinderung (GDB) ist nach Zehnergraden abgestuft und liegt zwischen 20 und 100. Die Einstufung wird also nicht etwa vom Hausarzt, sondern vom Versorgungsamt oder der versorgungsamtsärztlichen Untersuchungsstelle vorgenommen.

Natürlich kann der Grad der Behinderung im Laufe der Zeit geändert werden, und zwar nach oben genauso wie nach unten. Bei einer Verschlechterung sollte unverzüglich ein Antrag erfolgen. Im allgemeinen gilt der Schwerbehindertenausweis für die Dauer von fünf Jahren. Die Gültigkeitsdauer kann dann auf Antrag nach erneuter Prüfung verlängert werden.

Übrigens haben nicht nur Deutsche, sondern auch die in Deutschland lebenden Ausländer und Staatenlosen Anspruch auf die im Schwerbehindertengesetz festgelegten Vergünstigungen.

## 7. Welche Bedeutung und welche Vorteile haben die einzelnen Kennbuchstaben im Schwerbehindertenausweis?

Einige Vergünstigungen werden nur bei besonderen Kennbuchstaben vergeben. Diese richten sich nach der Art der Behinderung. Es bedeuten:

G  = erhebliche Gehbehinderung
aG = außergewöhnliche Gehbehinderung
H  = Hilflosigkeit
BI = Blindheit
RF = aus gesundheitlichen Gründen ständig gehindert, an öffentlichen Veranstaltungen teilzunehmen
B  = auf Begleitpersonen angewiesen.

## 8. Welche Behinderungen sind für das Merkzeichen »B« erforderlich?

Dieses Merkzeichen ist für diejenigen Schwerbehinderten gedacht, die wegen ihrer Behinderung zur Vermeidung von Gefahren für sich oder andere bei Benutzung öffentlicher Verkehrsmittel regelmäßig auf fremde Hilfe angewiesen sind. Hierzu gehören notwendige Hilfen beim Ein- und Aussteigen, während der Fahrt oder zum Ausgleich von Orientierungsstörungen.

## 9. Wann bekommt man das Merkzeichen »G« (erhebliche Beeinträchtigung der Bewegungsfähigkeit im Straßenverkehr)?

Diese Beeinträchtigung ist gegeben, wenn Sie infolge einer Einschränkung des Gehvermögens, aber auch durch innere Leiden und infolge von Anfällen oder Störungen der Orientierungsfähigkeit, nicht ohne erhebliche Schwierigkeiten oder nicht ohne Gefahren für sich oder andere Wegstrecken im Ortsverkehr zurücklegen können, die üblicherweise noch zu Fuß zurückgelegt werden. Man legt hier eine innerhalb von einer halben Stunde zurückzulegende Strecke von 2 km zugrunde.
Diese Voraussetzungen sind im allgemeinen erfüllt bei Funktionsstörungen der Beine oder der Lendenwirbelsäule, die für sich einen GdB von wenigstens 50 bedingen, ebenso wie bei Störungen der Orientierungsfähigkeit mit erheblicher Beeinträchtigung der Bewegungsfähigkeit. Auch bei Sehbehinderungen mit einem GdB ab 70, bei Schwerhörigkeit, bei hirnorganischen Anfällen, wenn die Anfälle überwiegend am Tage auftreten, kommt das Merkzeichen »G« zur Geltung.

## 10. Was ist unter dem Merkzeichen »aG« zu verstehen?

Dieses Merkzeichen ist bei Personen anzunehmen, die sich wegen der Schwere ihres Leidens dauernd nur mit fremder Hilfe oder nur mit großer Anstrengung außerhalb ihres Kraftfahrzeuges bewegen können (»außergewöhnlich gehbehindert«).

Natürlich gelten diese Kriterien nicht nur für die Folgen der Tumorerkrankung oder für Einschränkungen der Mobilität, sondern auch für Krankheiten des Herzens und der Atmungsorgane, wenn die Einschränkungen der Herzleistung oder der Lungenfunktion, jeweils für sich allein, einen GdB von wenigstens 80 bedingen. Das Merkzeichen »aG« wird nicht automatisch gewährt. Zusätzlich zur Feststellung des GdB müssen Merkzeichen im Erst- oder Erweiterungsantrag gesondert beantragt werden, und die Beantragung muß durch entsprechende ärztliche Befunde begründet werden. Das Versorgungsamt kann sich vorbehalten, die Berechtigung zur Inanspruchnahme dieser Merkzeichen– ebenso wie die Höhe des beantragten GdB selbst– durch die zuständige versorgungsamtsärztliche Untersuchungsstelle überprüfen zu lassen. Die Feststellung der Höhe des GdB und die Gewährung oder auch Nichtgewährung eines Merkzeichens hängt also von der Stellungnahme der Untersuchungsstelle ab.

## 11. Wann bekommt man das Merkzeichen »H« (Hilflosigkeit)?

Dieses Merkzeichen bedeutet, daß ständige fremde Hilfe in erheblichem Umfang nötig ist. Es setzt voraus, daß infolge von Gesundheitsstörungen – die nicht vorübergehender Art sind – für die gewöhnlichen und regelmäßig wiederkehrenden Verrichtungen im täglichen Leben fremde Hilfe benötigt wird. Solche gewöhnlichen und regelmäßig wiederkehrenden Verrichtungen sind An- und Auskleiden, Nahrungsaufnahme, Körperpflege, Notdurft; dazu notwendige körperliche Bewegung und geistige Anregung. Hilflosigkeit liegt auch vor, wenn die Hilfe zwar nicht ständig geleistet werden, aber in dauernder Bereitschaft sein muß, weil sie häufig und plötzlich wegen akuter Lebensgefahr notwendig ist. Der Umfang fremder Hilfe muß erheblich sein. Dies ist der Fall, wenn sie dauernd für zahlreiche Verrichtungen im Tagesablauf beansprucht wird. Hilfe für Einzelverrichtungen genügt nicht, auch wenn diese lebensnotwendig sind.

## 12. Werden die Fahrtkosten für Arztbesuche erstattet?

Bei Fahrten zur ambulanten Behandlung trägt der Versicherte – im Gegensatz zu früher – die Fahrtkosten selber. Wenn allerdings die Notwendigkeit der ambulanten Behandlung ärztlich geboten ist und wenn zudem die ambulant behandelnden Ärzte in einer schriftlichen Bescheinigung bestätigen, daß durch die ambulante Behandlung stationäre Aufenthalte vermieden oder aber erheblich verkürzt werden, zahlt der Patient nur beim ersten Mal den Eigenbeitrag. Danach braucht er keine Zuzahlungen mehr zu entrichten. Grundsätzlich gilt, daß Versicherte, die unter die Härtefallregelung fallen (Sozial- und Überforderungsklausel), von der Zuzahlung ganz oder teilweise befreit sind.
Weitere Informationen rund um das Thema Fahrtkosten, Härtefallregelungen und viele andere Bereiche der gesetzlichen Krankenversicherung enthält die Broschüre »Die gesetzliche Krankenversicherung«, die kostenlos beim Bundesministerium für Gesundheit, Referat Öffentlichkeitsarbeit, Am Propsthof 78 A, 53108 Bonn, bestellt werden kann.

## 13. Wieviel muß ich zu den Arznei- und Verbands-mitteln dazuzahlen?

Die Höhe ändert sich von Jahr zu Jahr. Generell übernimmt die Krankenkasse die Kosten für ärztlich verordnete Arznei- und Verbandsmittel in voller Höhe abzüglich der gesetzlich zu leistenden Zuzahlungen (kleine Packung [N1] = € 4,–, mittlere Packung [N2] = € 4,50, große Packung [N3] = € 5,–; Stand 2002). Liegt der Verkaufspreis des Medikaments unter dem jeweiligen Zuzahlungsbetrag, muß der Versicherte natürlich nur den tatsächlichen Preis bezahlen. In medizinisch notwendigen Fällen kann der behandelnde Arzt ausnahmsweise Ernährungstherapeutika wie Elementardiäten (»Astronautenkost«) und Sondennahrung zu Lasten der gesetzlichen Krankenversicherung verordnen. Die Zuzahlung beträgt dann € 4,– je Verordnung.

Lassen Sie sich die von Ihnen geleisteten Zuzahlungen immer quittieren, denn sie sind in ihrer Gesamtheit nur bis zu einem bestimmten Eigenbetrag pro Jahr zu entrichten. Sie können von Ihrer Krankenkasse ein Nachweisheft bekommen, in welches die jeweiligen Zuzahlungen dann vom Apotheker eingetragen werden.

»Heilmittel« müssen vom Arzt »auf Kassenrezept« verschrieben werden. Zu den Heilmitteln gehören z. B. Physiotherapie, Krankengymnastik, Massagen etc. Die Zuzahlung hierfür beträgt ab Vollendung des 18. Lebensjahres 15 %, egal ob die Verabreichung in der Krankenhausambulanz, beim niedergelassenen Krankengymnasten oder in der Arztpraxis erfolgt.

Zu den zu erstattenden »Hilfsmitteln« gehören neben Rollstühlen und Prothesen auch Perücken, für die die gesetzlichen Krankenkassen in der Regel einen festgesetzten Betrag übernehmen. Bei besserer und teurerer Versorgung trägt der Versicherte den Differenzbetrag zwischen Festbetrag und tatsächlichen Anschaffungskosten. Grundsätzlich gilt, daß die Krankenkassen jedem Patienten eine seinen persönlichen Bedürfnissen entsprechende Versorgung finanzieren. Bei Bandagen, Einlagen und Hilfsmitteln muß eine Zuzahlung von 20 % geleistet werden.

Sie sollten sich vor dem Kauf dieser Hilfsmittel bei Ihrer Krankenkasse erkundigen, welchen Eigenbetrag Sie zu leisten haben. Leider machen insbesondere die privaten Krankenkassen immer wieder Schwierigkeiten bei der Kostenrückerstattung.

**14. Die von mir zu zahlenden Zuzahlungen bei Medikamenten sind erheblich und belasten meine stark eingeschränkten Finanzen in ungebührlicher Weise. Welche Möglichkeiten der Kostenbefreiung gibt es?**

Um die Versicherten vor finanziellen Überforderungen zu bewahren, sieht das Gesetz Möglichkeiten für eine vollständige oder teilweise Befreiung von Zuzahlungen vor.
Eine vollständige Befreiung mit Ausnahme der Zuzahlungen für den Krankenhausaufenthalt erfolgt, wenn der Versicherte folgende sogenannte »Entgeldersatzleistungen« erhält:

- Sozialhilfe,
- Arbeitslosenhilfe,
- Geld aus der Kasse der Kriegsopferfürsorge,
- Ausbildungsförderung,
- eine Arbeits- und Berufsförderung für Behinderte,
- Hilfen von der Bundesanstalt für Arbeit zur individuellen Förderung der beruflichen Ausbildung oder
- wenn eine unzumutbare finanzielle Belastung vorliegt, d. h., wenn z. B. das Familieneinkommen unterhalb einer bestimmten Grenze liegt (Härtefallregelung/Sozialklausel).

*15. Die Krankheitskosten übersteigen bei mir bei*
*weitem die zumutbare Eigenbeteiligung pro Jahr,*
*da ich lediglich Krankengeld beziehe. Dennoch*
*muß ich bei der Apotheke ständig in Vorlage*
*treten, obwohl die Krankenkasse mir erst Ende*
*des Jahres die Mehrkosten rückerstatten muß.*

Daß Patienten erst ein Jahr lang Belege sammeln müssen, um von
der Zuzahlung befreit zu werden, ist tatsächlich für viele Krebspatienten unzumutbar. Sie sollten bei Ihrer Krankenkasse einen Antrag auf Erlassung des Eigenbeitrags stellen. Dies können Sie auch
schon dann tun, wenn Ihr Eigenbeitrag für das laufende Jahr noch
nicht ausgeschöpft ist. Sie können dann mit der Krankenkasse ver-
einbaren, den noch anstehenden Restbetrag vorab in einer Summe
oder in Raten zu bezahlen. Für den Rest des Jahres sind Sie dann
von weiteren Zuzahlungen befreit. Lassen Sie sich dazu von der
Krankenkasse eine entsprechende Bescheinigung ausstellen.
Der Sozialarbeiter, die Mitarbeiter von Wohlfahrtsverbänden, aber
auch die zuständigen Kundenbetreuer bei Ihrer Krankenkasse helfen Ihnen bei der Antragstellung.
Übrigens kann in besonderen finanziellen Notlagen die Deutsche
Krebshilfe mit einer einmaligen Überbrückungshilfe einspringen.
Auch gibt es für besondere Notfälle einen Sonderfond aus den Mit-
teln des Bundespräsidenten.

## 16. Ab wann liegt eine »unzumutbare finanzielle Belastung« vor (Sozialklausel/Härtefallregelung)?

Die Höhe der zumutbaren finanziellen Belastung für eine vollständige oder teilweise Befreiung ändert sich beinahe jährlich. So lag
im Jahr 2002 eine unzumutbare Belastung bzw. eine Zuzahlungs-

befreiung für Arznei-, Verbands-, Heilmittel und Fahrtkosten vor, wenn die monatlichen Nettoeinnahmen einer alleinstehenden Person unter € 938,– lagen. Bei einem Ehepaar ohne Kinder betrug die Grenze im gleichen Jahr € 1 289,–, bei einem Ehepaar mit einem Kind € 1 524,–. Für jeden weiteren Angehörigen kommen € 234,50 hinzu. Die Höhe der für Sie zumutbaren finanziellen Belastung können Sie sich bei Ihrer Krankenkasse oder auch beim Sozialamt ausrechnen lassen.

Um von Zuzahlungen befreit zu werden, müssen Sie einen Antrag bei Ihrer Krankenkasse stellen!

Eine teilweise Befreiung von vielen Zuzahlungen und Eigenbeteiligungen ist dann möglich, wenn die durch die Krankheit bedingten Kosten (auf das Jahr verteilt) einen bestimmten Grenzbetrag überschreiten. Diese »zumutbare Eigenbeteiligung« ist auf höchstens 2 % der Bruttoeinnahmen begrenzt (bzw. 1 % für chronisch Kranke), abzüglich bestimmter Freibeträge für mitversicherte Familienangehörige.

Für chronisch Kranke wurde eine Sonderregelung geschaffen. Wer mindestens ein Kalenderjahr lang hohe Zuzahlungen leisten mußte, deshalb in der Vergangenheit die persönliche Belastungsgrenze erreicht oder überschritten hat und außerdem bereits mindestens ein Jahr wegen ein und derselben Krankheit in Dauerbehandlung ist, muß im Folgejahr nur noch 1 % der jährlichen Bruttoeinnahmen für Zuzahlungen oder Eigenbeteiligungen – auch für andere Erkrankungen oder für Erkrankungen anderer Familienangehöriger – aufwenden.

Eine ausführliche Tabelle mit den nach Einkommen gestaffelten zumutbaren Eigenbelastungen sollten Sie beim Sozialarbeiter – z. B. in der Rehaklinik – oder bei Ihrer Krankenkasse anfordern.

Für chronisch Kranke, die in ständiger ambulanter Behandlung sind, z. B. aufgrund von Bestrahlung, Chemotherapie oder Dialyse, kann die Belastungsgrenze schon sehr frühzeitig erreicht sein. Aus diesem Grunde ist es erforderlich, daß sich diese Versicherten umgehend mit ihrer Krankenversicherung in Verbindung setzen, um sich gegebenenfalls für den Rest des Jahres von weiteren Zuzahlungen befreien zu lassen.

Ausführlichere Informationen und Ratschläge in bezug auf Härtefond, Härtefallregelungen und -hilfen können Sie über die Deutsche Krebshilfe (Telefon 02 28/7 29 90-94) oder über das Bürgertelefon (Telefon 08 00/1 91 91 99) erhalten.

## 17. Die krankheitsbedingten Ausgaben haben meine sämtlichen Planungen über den Haufen geworfen, so auch meine Finanzen. Ich weiß nicht, wie ich meinen finanziellen Verpflichtungen nachkommen soll.

Wenn Sie finanzielle Verpflichtungen haben, wie z. B. Ratenzah-
lungen oder Versicherungsprämien, so sollten Sie sich mit dem entsprechenden Gläubiger in Verbindung setzen. Er wird sich häufig –
und muß es im übrigen auch in der Regel – mit einer »Umschul-
dung« zufriedengeben.
Möglicherweise sollten Sie auch Sozialhilfe beanspruchen. Hierfür
empfiehlt es sich, einen Antrag beim Sozialamt zu stellen, nachdem
Sie entsprechende Auskunft und Beratung beim Sozialamt, bei den
Wohlfahrtsverbänden oder zum Beispiel auch bei den Selbsthilfegruppen eingeholt haben.
Grundsätzlich soll die Sozialhilfe dann einsetzen, wenn alle anderen zur Hilfe Verpflichteten ihrer Pflicht nicht nachkommen. Dazu
gehören auch Kinder gegenüber ihren Eltern und Ehepartner untereinander. Letzteres kann auch nach einer Scheidung der Fall
sein.
Im allgemeinen braucht die Sozialhilfe nicht zurückgezahlt zu werden. Hiervon gibt es jedoch Ausnahmen: So können zum Beispiel
Geldleistungen vom Sozialamt auch als Darlehen gewährt werden.
Dies geschieht vor allem dann, wenn es sich nur um eine vorüber-
gehende Notlage (bis zu sechs Monate) handelt. Sollte sich dann
herausstellen, daß die Notsituation andauert, kann das Sozialamt

auf die Rückzahlung des Darlehens verzichten. Eine Leistung als Darlehen kommt zum Beispiel in Betracht, wenn von einer Verwertung des Vermögens deswegen abgesehen wird, weil sie unwirtschaftlich wäre.

Wenn ich sage, daß Sozialhilfe nicht zurückgezahlt werden muß, so heißt das nicht, daß Sozialhilfe gegebenenfalls nicht verrechnet werden kann: so zum Beispiel mit Rentennachzahlungen oder Unterhaltsleistungen. Wer ein halbes Jahr auf seine Rente oder auf die Unterhaltszahlungen des geschiedenen Ehepartners warten muß, in dieser Zeit Hilfe vom Sozialamt bekommt und dann nach diesem halben Jahr von der Rentenanstalt bzw. vom unterhaltspflichtigen Geschiedenen eine entsprechende Nachzahlung erhält, muß diese Nachzahlung natürlich mit der Sozialhilfe verrechnen. Sonst würde er ja für dieses halbe Jahr sowohl Rente oder Unterhalt als auch Sozialhilfe beziehen.

## 18. Ich wurde vor einem Jahr an einem Bauchspeicheldrüsenkrebs (T3, N1, M0) operiert. Der Operateur bestätigte in dem Entlassungsbrief schriftlich, daß er den Tumor vollständig entfernte. Mein Arzt ist sehr optimistisch. Dennoch weigert sich die Lebensversicherung, eine Lebensversicherung mit mir abzuschließen, die ich zur Absicherung eines Hypothekenkredites für den Hausbau dringend brauche.

Die meisten Lebensversicherungsgesellschaften nehmen nur geheilte Krebspatienten auf. Sie akzeptieren im allgemeinen für den Vertragsabschluß die klinischen Befunde, die im Rahmen der Nachsorgeuntersuchungen erhoben werden.
Darüber hinaus unterscheiden die Lebensversicherungen unterschiedliche Risikoklassen, die sich vorrangig nach der Lebenser-

wartung (Prognose) richten. Sie bedingen unterschiedliche Warte-
zeiten, d. h., daß trotz regelmäßiger Prämienzahlungen die Versicherungssumme im Schadensfall erst nach einer mehr oder minder
langen Wartezeit bezahlt wird.

Selbst dann, wenn das Karzinom nur auf die Schleimhaut (T1, N0,
M0) begrenzt gewesen wäre, hätte die Lebensversicherung eine
Zurückstellung für zwei Jahre ab dem Zeitpunkt der Operation
verlangt. Je nach Risikozuschlag oder Staffelung hätte die Zurückstellung dann sieben bis zehn Jahre gedauert. Auch nach dieser
Zeit hätte der Risikozuschlag zwischen zehn und zwanzig Promille
der Versicherungssumme betragen. Bei einem Ausbreitungsstadium von T3, N1, M0 lehnen die Versicherungen im allgemeinen
eine Lebensversicherung ab. Sie haben zu große Angst vor einem
Rückfall, obwohl in Ihrem Fall der Optimismus sicherlich berechtigt ist.

## 19. Wie ist meine Familie nach meinem Ableben ver-sorgt? Wie hoch ist die Hinterbliebenenrente?

Die Witwenrente oder Witwerrente beträgt im allgemeinen 60 %
der Rente.
Die Höhe der Waisenrente beträgt bei Halbwaisen 10 %, bei Voll-
waisen 20 % der Rente.
Nach dem Gesetz werden Mann und Frau gleichbehandelt, d. h.,
Witwer und Witwen erhalten 60 % Hinterbliebenenrente des Ver-
storbenen – allerdings unter 40 %iger Anrechnung des Betrages,
der den dynamischen Freibetrag übersteigt.

# 14 Welche Konsequenzen ergeben sich für meine berufliche Tätigkeit?

## Fragen zu Beruf und Rente

### 1. Gibt es Kriterien, die auf eine mögliche berufliche Ursache der Bauchspeicheldrüsenkrebserkrankung hinweisen könnten?

Für den Bauchspeicheldrüsenkrebs gibt es lediglich sehr vage Vermutungen, jedoch keine Beweise, daß gewisse beruflich bedingte Schadstoffe die Entstehung der Erkrankung begünstigen könnten. Man vermutet, daß eine länger dauernde Petroleumexposition sowie Arbeiten mit Beta-Naphthylamin und Benzpyren Bauchspeicheldrüsenkrebs auslösen können. Von tierexperimentellen Arbeiten her weiß man um die krebsfördernden Einflüsse von Nitrosaminen und Azaserin.

### 2. Könnte sich die Wiederaufnahme meiner beruflichen Tätigkeit negativ auf das Risiko einer Krebswiedererkrankung auswirken?

Es gibt keinerlei Hinweise dafür, daß Arbeit das Wiedererkrankungsrisiko beeinflussen könnte. Hingegen gibt es viele Hinweise dafür, daß eine vorzeitige Berentung und Invalidität eine Minde-

rung Ihrer Leistungsqualität bedeutet. Die Arbeit bewahrt vor der
Gefahr der Isolierung, sie bietet manchem die einzige Möglichkeit
sozialer Kontakte und verschafft schließlich auch Selbstbestäti-
gung.
Allein die Tatsache, Krebs gehabt zu haben, stellt somit keinen
Grund für berufliche Untätigkeit dar.
Dennoch ist eine Wiederaufnahme der Arbeit nur für wenige
Bauchspeicheldrüsenkrebspatienten möglich. Auch wenn der Tumor vollständig entfernt wurde, keinerlei Zeichen für Tumoraktivität vorliegen und die Wunde gut verheilt ist, bestehen dennoch einige Hinderungsgründe. So gelten besondere Einschränkungen für
die Patienten, die körperlich schwere Arbeiten verrichten. Dies
zum einen wegen des Gewichtsverlusts und der körperlichen
Schwäche und zum anderen auch wegen der häufigen diabetischen
Stoffwechsellage. Während der Chemotherapie sind schwere und
mittelschwere Tätigkeiten nicht zumutbar.
An eine Wiederaufnahme einer leichten körperlichen Tätigkeit
kann etwa sechs bis acht Monate nach Abschluß der Chemotherapie gedacht werden, wobei grundsätzlich eine stufenweise Aufnahme der Arbeit je nach körperlicher und psychischer Belastung
in Betracht gezogen werden sollte.
Sie sollten den Aufenthalt in der Tumornachsorgeklinik dazu nutzen, Ihre berufliche Situation zu überdenken und mit den dortigen
Fachkräften zu besprechen. Die in der Rehabilitationsklinik täti-
gen Ärzte und Sozialarbeiter werden mit Ihnen gemeinsam überlegen, ob Sie Ihren bisherigen Beruf weiter ausüben können und sollten. Sie werden möglicherweise notwendige Hilfen für Sie in die
Wege leiten oder dafür sorgen, daß der Rentenantrag zügig bear-
beitet wird.

## 3. Wie lange zahlt mein Arbeitgeber das Gehalt weiter? Wann und wie lange wird Krankengeld gewährt?

Der Arbeitgeber zahlt bei Krankheit mindestens sechs Wochen den Lohn bzw. das Gehalt weiter. Nach dieser Zeit zahlt die gesetzliche Krankenkasse 70 % des entgangenen regelmäßigen Arbeitsentgelts bis zu maximal 78 Wochen innerhalb von drei Jahren, gerechnet vom Tag der Arbeitsunfähigkeit an.

Eine erneute Zahlung von Krankengeld ist nach Ablauf von drei Jahren wegen derselben Krankheit nur möglich, wenn der Versicherte zwischendurch sechs Monate lang nicht wegen dieser Krankheit arbeitsunfähig war und wenn er arbeitstätig oder als arbeitsuchend gemeldet war. Tritt während der Arbeitsunfähigkeit eine weitere Krankheit hinzu, so wird die Leistungsdauer nicht verlängert.

Bei Privatversicherten ist das Krankengeld bzw. die Lohnfortzahlung vom individuellen Vertrag abhängig.

Ist ein Versicherter, der Krankengeld bezieht, aufgrund eines ärztlichen Gutachtens als erwerbsunfähig anzusehen, kann ihm die Krankenkasse eine 10-Wochen-Frist setzen. Dies bedeutet, daß er innerhalb dieser Frist einen Antrag auf medizinische Maßnahmen zur Rehabilitation stellen muß, damit der Anspruch auf Krankengeld nicht entfällt. Wird der Antrag nicht gestellt, fällt das Krankengeld nach Ablauf der 10-Wochen-Frist weg; ist das Beschäftigungsverhältnis gelöst, so endet mit diesem Zeitpunkt auch die Mitgliedschaft. Bei späterer Antragstellung lebt der Anspruch auf Krankengeld, nicht jedoch die Versicherung wieder auf.

Für Beamte gelten insofern andere Regelungen, als die Dienstbezüge in voller Höhe und zeitlich unbefristet weitergezahlt werden. Wenn längerfristig eine Dienstunfähigkeit zu erwarten ist, wird man allerdings in der Regel in den Ruhestand versetzt; man bekommt also eine Pension.

## 4. Kann mir mein Arbeitgeber kündigen, obwohl ich Schwerbehinderter bin?

Anerkannt Schwerbehinderte sind gegen Kündigung besonders geschützt. Der Arbeitgeber muß vor dem Aussprechen der Kündigung die Zustimmung bei der Hauptfürsorgestelle beantragen. Das bedeutet jedoch nicht, daß Ihnen als »gesetzlich anerkanntem Schwerbehinderten« nicht gekündigt werden kann. Die Kündigung ist lediglich nicht so leicht vollziehbar, da die Mitarbeiter der Hauptfürsorgestellen die vom Arbeitgeber angegebenen Kündigungsgründe genau und kritisch überprüfen. Bei dieser Überprüfung werden die Interessen des Arbeitgebers und die des Arbeitnehmers gegeneinander abgewogen. Die Mitarbeiter der Hauptfürsorgestellen werden jedoch einem Kündigungsantrag von kleineren Betrieben möglicherweise eher zustimmen als einem Kündigungsantrag eines Großunternehmens. Dies gilt vor allem dann, wenn ein kleinerer Betrieb nachweisen kann, daß seine wirtschaftliche Situation und seine Ertragslage durch die Weiterbeschäftigung eines anerkannt Schwerbehinderten dauerhaft gefährdet werden würde.

Bei einer Weiterbeschäftigung im gleichen Betrieb, aber auf einem anderen Arbeitsplatz (»Umsetzung«) ist zu beachten, daß es keinen Berufsschutz mehr gibt. Einbußen bei der Art der Arbeit und beim Einkommen müssen also bis zu einem bestimmten Prozentsatz des bisherigen Nettoentgelts hingenommen werden, wenn man nicht arbeitslos werden möchte.

## 5. Ich bin mir nicht sicher, ob ich tatsächlich einen vollen Arbeitstag durchstehen kann. Ich bin von der Operation noch sehr geschwächt!

Um Menschen nach einer schweren Erkrankung den Einstieg in ihren alten Arbeitsplatz zu erleichtern, gibt es die Möglichkeit der stufenweisen Wiedereingliederung.

Hierunter ist zu verstehen, daß mit dem Arbeitgeber für eine bestimmte Zeit eine bestimmte Arbeitszeit (z. B. drei oder fünf Stunden täglich) vereinbart wird. Danach steigert sich die Arbeitszeit langsam bis zur vollen Wiedereingliederung ins Arbeitsleben.

Die Dauer der Leistung ist abhängig von der Dauer des Krankengeldbezugs. In der Zeit der stufenweisen Belastung (auch Hamburger Modell genannt) bleiben Sie offiziell krankgeschrieben. Dies ist insoweit von Bedeutung, als Sie maximal ja nur 78 Wochen Krankengeld beziehen dürfen und danach ausgesteuert werden.

Lassen Sie sich von dem Sozialarbeiter bzw. Berufsberater in der Rehabilitationsklinik beraten, ob andere Möglichkeiten günstiger für Sie sind, z. B. die Verrechnung Ihres Urlaubs: einen halben Tag Urlaub, einen halben Tag arbeiten. Dies hat den Vorteil, daß Sie den vollen Lohn bekommen.

## 6. Was passiert, wenn ich kein Krankengeld mehr erhalte?

Steht das Ende des Krankengeldbezugs, also die sogenannte Aussteuerung bevor, so müssen Sie einen Rentenantrag stellen oder Arbeitslosengeld beantragen!

Ihre Krankenversicherung wird Sie ca. sechs bis neun Wochen vor der bevorstehenden »Aussteuerung« hierüber informieren. Dann muß übrigens, bei bestehender Arbeitsunfähigkeit, dafür gesorgt

werden, daß weiterhin Krankenversicherungsschutz besteht. Dies
kann auf dreierlei Weise erfolgen:
1. durch freiwillige Weiterversicherung,
2. durch Familienversicherung,
3. indem Sie Arbeitslosengeld nach § 125 SGB III beantragen.

Wichtig: Sie behalten Ihren Arbeitsplatz (nicht kündigen), sind
aber nach der Aussteuerung nicht auf Erspartes oder auf Sozialhilfe angewiesen und weiter pflichtversichert in der gesetzlichen
Kranken- und Rentenversicherung.

## 7. Mein Arzt rät mir dazu, die Rente einzureichen. Wieviel Geld kann ich erwarten?

Dies hängt von vielen Faktoren ab, unter anderem von der Art der
Rente und vom beitragspflichtigen Einkommen des einzelnen Versicherten. Natürlich spielt auch die Entwicklung der Löhne, der
Steuern und der Abgaben bei der Berechnung der Rentenhöhe eine
Rolle.
Wer vor dem 63. Lebensjahr berentet wird, muß entsprechende
Abschläge in Kauf nehmen. Das betrifft seit 2001 auch Schwerbe-
hinderte. Der vorzeitige Rentenbezug ab dem 60. Lebensjahr ist
für sie zwar weiterhin möglich, jedoch um den Preis der Reduzierung der Rente um 0,3 % für jeden Monat vor dem 63. Lebensjahr,
was in der Endstufe eine Rentenkürzung von 10,8 % ausmacht.
Eine vorzeitige Rente gibt es nicht mehr, wenn nur Berufs- und Erwerbsunfähigkeit vorliegt. Ein vom Versorgungsamt anerkannter
Behinderungsgrad von mindestens 50 % ist jetzt alleinige Bedingung.
Bei Renten, die vor dem 65. Lebensjahr in Anspruch genommen
werden, darf nur eine bestimmte Geldsumme (im Jahr 2002 waren
es € 325,–) hinzuverdient werden. Ab dem 65. Lebensjahr gibt es
keine Hinzuverdienstgrenzen mehr.

## 8. *Welche Mindestvoraussetzungen müssen erfüllt sein, um überhaupt in den Genuß der Rente zu kommen?*

Voraussetzung für eine Rentenzahlung ist zunächst eine Mindestversicherungszeit (Wartezeit) von 60 Kalendermonaten (fünf Jahren). Versicherungszeiten sind hauptsächlich Beitragszeiten (Pflichtbeiträge oder freiwillige Beiträge) und Kindererziehungszeiten.

Ferner muß der Versicherte zuletzt vor Eintritt der Erwerbsunfähigkeit eine versicherungspflichtige Beschäftigung oder Tätigkeit ausgeübt haben. Das ist der Fall, wenn in den letzten 60 Kalendermonaten vor Eintritt der Erwerbsunfähigkeit mindestens 36 Pflichtbeiträge entrichtet wurden. War der Versicherte in den letzten fünf Jahren krank oder arbeitslos, dann verlängert sich der Zeitraum von 60 Kalendermonaten – bei Einführung weiterer Voraussetzungen – um diese Zeiten.

Eine volle Rente erhält man, wenn man weniger als drei Stunden pro Tag arbeitsfähig ist. Ist der Versicherte in der Lage, am Tage noch drei bis sechs Stunden zu arbeiten, so gibt es für ihn seit dem 1. Januar 2001 nur noch eine Teilrente. Wenn er wegen der schlechten Lage am Arbeitsmarkt keine zumutbare Tätigkeit findet, erhält er allerdings auch bei einem Restleistungsvermögen von drei bis unter sechs Stunden täglich eine volle Erwerbsminderungsrente.

Wichtig für die Rentenzahlung ist eine rechtzeitige Antragstellung. Wird der Antrag nicht innerhalb von drei Monaten nach Eintritt der Berufs- oder Erwerbsunfähigkeit gestellt, beginnt die Rente erst mit dem Tag der Antragstellung.

## 9. Was ist unter einer »Rente auf Zeit« zu verstehen?

Wenn Aussicht besteht, daß die Erwerbsminderung z. B. durch Rehabilitationsmaßnahmen in absehbarer Zeit behoben werden kann, hat der Rentenversicherungsträger früher die Rente befristet auf Zeit gewährt. Seit dem 1. Januar 2002 werden grundsätzlich alle Renten zeitlich befristet, d. h., sie werden alle drei Jahre erneut überprüft.

Eine Rente auf unbestimmte Zeit – eine Dauerrente – ist dann zu zahlen, wenn der Versicherte innerhalb von zwei Jahren nach dem Rentenbeginn 60 wird.

## 10. Ich wurde von meiner Krankenkasse dazu aufgefordert, einen Antrag auf Maßnahmen zur medizinischen Rehabilitation beim Rentenversicherungsträger zu stellen. Muß ich dieser Aufforderung Folge leisten? Welche Konsequenzen hat dieser Antrag?

Im allgemeinen erhalten Sie eine derartige Aufforderung, wenige Monate vor Ablauf der 78-Wochen-Frist. Sie müssen dieser Aufforderung innerhalb von zehn Wochen Folge leisten, da sonst die Kasse berechtigt ist, das Krankengeld ruhen zu lassen.

Der ärztliche Dienst des Rentenversicherungsträgers prüft nach Eingehen des Antrags, ob eine Rehabilitationsmaßnahme angezeigt ist. Kommt er zu diesem Schluß, wird er Ihnen einen mindestens dreiwöchigen stationären Aufenthalt in einer geeigneten Rehabilitationsklinik empfehlen. Diese Klinik hat nach Ihrem Aufenthalt eine Stellungnahme zu Ihrer beruflichen Einsatzfähigkeit abzugeben.

Sind Sie nach Auffassung des Rentenversicherungsträgers nicht rehabilitationsfähig oder ist nach seiner Auffassung keine Besserung durch eine medizinische Rehabilitationsmaßnahme zu erwarten, kann der Rentenversicherungsträger Ihren Antrag auf Maßnahmen zur medizinischen Rehabilitation in einen Antrag auf Rente umdeuten. Sollte dies der Fall sein, lassen Sie sich ausführlich von Ihrer Krankenkasse und dem Rentenversicherungsträger beraten.

Sofern Sie von sich aus einen Antrag auf Maßnahmen zur medizinischen Rehabilitation stellen wollen, müssen Sie nicht warten, bis die Krankenkasse Sie dazu auffordert. Sie können dies selbstverständlich auch von sich aus tun. Wenden Sie sich dazu an einen Rehabilitationsberater bei Ihrer Krankenkasse.

## 11. Wer berät mich bei Rentenfragen, und was kostet diese Beratung?

Es gibt mehrere Anlaufstellen:

- die Rentenanstalten (BFA, LVA, Knappschaft),
- die Auskunfts- und Beratungsstellen der Rentenanstalten,
- das öffentliche Versicherungsamt,
- die Versicherungsältesten,
- zugelassene private Rentenberater.

Die Beratung bei den zuerst genannten Anlaufstellen ist kostenlos. Sie können sich bei ihnen die Höhe der Rente im Falle einer Erwerbsunfähigkeit ausrechnen lassen.

Bei letzteren, den staatlich geprüften, privaten Rentenexperten, muß ein Honorar nach der amtlichen Gebührenordnung bezahlt werden. Normale Beratungsfälle kosten etwa € 250,– bis 500,– (Stand 2002). Informationen gibt es unter der Telefonnummer 02 21/2 40 66 42.

Erwähnt werden sollte noch die Auskunftsstelle des Bürgertelefons beim Bundesministerium für Arbeit und Sozialordnung. Sie können sich hier telefonisch wochentags von 8 bis 20 Uhr bei Fragen zur Rente (08 00/1 51 51 50), zur Pflegeversicherung (08 00/1 91 91 90) und zur Mobilzeit-Arbeit (08 00/1 51 51 53) beraten lassen.

# 15 Wie verhalte ich mich dem Betroffenen gegenüber?

## Fragen und Ratschläge zu Verhaltensweisen von Angehörigen

Sowohl in der Krankheitsphase als auch danach sind Ihr Verständnis, Ihre Besuche und Ihre Hilfe sehr wichtig. Klinische Beobachtungen in bezug auf Krisenbewältigungen weisen darauf hin, daß Menschen in akuten Lebenskrisen aufgrund ihrer psychischen Belastung und Orientierungslosigkeit für die Hilfen der Angehörigen und des unmittelbaren sozialen Umfeldes besonders dankbar sind. Emotionale Unterstützung, Fürsorge, Anwesenheit, Gesellschaft leisten, erhöhte Aufmerksamkeit, Bereitschaft, die andere Person reden zu lassen, zuzuhören und der direkte Ausdruck von Liebe und Zuneigung sind ein wichtiger Bestandteil der ganzheitlichen Versorgung. Dabei wird das nähere Umfeld des Betroffenen oft bis an die Grenze der Kräfte gefordert und ist möglicherweise selber hilfsbedürftig.

Auch wenn es Ihnen schwerfallen mag, das viele Leid in der Klinik zu sehen, ohne direkt helfen zu können, sollten Sie sich trotzdem die Zeit für Besuche nehmen. Auch wenn Sie glauben, nicht die richtigen Worte und den richtigen Ton im Gespräch mit dem Patienten finden zu können, so versuchen Sie doch, ein Gespräch aufzubauen. Fragen Sie den Betroffenen, worüber er sprechen möchte und wie lange Ihr Besuch dauern darf. Häufig reicht es schon, wenn Sie »nur« zuhören, ja schon allein Ihre Anwesenheit ist für den Betroffenen wichtig.

Scheuen Sie sich nicht, auch selber Hilfe in Anspruch zu nehmen, wenn Sie Ängste verspüren oder traurig sind, weil Ihr Angehöriger an Krebs erkrankt ist. Nicht nur der Arzt, sondern auch ein Psychologe (insbesondere Psycho-Onkologe) oder Seelsorger (Krankenhausseelsorger) kann Sie unterstützen.

## 1. Ist Krebs ansteckend? Insgeheim habe ich doch etwas Angst, daß ich auch erkranken könnte.

In dieser Hinsicht können Sie ganz beruhigt sein. Krebs ist nicht ansteckend. Dies ist eindeutig erwiesen!

## 2. Als uns der Arzt die Krebsdiagnose meiner Ehefrau mitteilte, war das ein großer Schock. Ich weiß nicht, wie alles weitergehen soll; dies nicht nur in menschlicher, sondern auch in wirtschaftlicher Hinsicht. Bislang hat meine Frau immer den Haushalt allein geregelt. Ich wage nicht, mit ihr die durch die Krebserkrankung entstandenen bzw. möglicherweise entstehenden Probleme zu besprechen.

Die Krebserkrankung als solche sollte kein Hindernis sein, mit Ihrer Frau die Probleme offen zu besprechen. Wägen Sie ab, welche Gründe dafür und dagegen sprechen! Wichtig ist, daß Ihr Handeln immer konstruktiv und nicht resignativ ausgerichtet ist.

Ihre Frau weiß doch von der Krebserkrankung. Wenn Sie ihr alle Probleme vorenthalten und nicht wagen, mit ihr darüber zu sprechen, so kann das nicht nur wirtschaftliche Nachteile haben, sondern auch menschliche Probleme aufwerfen. Ihre Frau, die wahrscheinlich doch etwas davon erfahren würde, könnte dann ihre Situation noch hoffnungsloser sehen, als sie tatsächlich ist. Ihre Frau sollte das Gefühl haben, ernstgenommen und noch gebraucht zu werden.

## 3. Wie kann ich überhaupt meinem Angehörigen helfen, ohne dem Arzt ins Handwerk zu pfuschen?

Sie können dem Arzt natürlich nicht die Entscheidung und die Verantwortung dafür abnehmen, welche diagnostischen und therapeutischen Maßnahmen er für sinnvoll erachtet und welche nicht. Der Arzt allein ist zuständig für die medizinische Behandlung des Tumorleidens, denn er allein hat die nötige fachliche Erfahrung und Kenntnisse, die man erst nach langjährigem Studium und langjähriger Praxis gewinnt. Sie können jedoch durch Ihre Verhaltensweise die vielen anderen Faktoren beeinflussen, die zum einen für den Verlauf der Tumorerkrankung und zum anderen auch für die Befindlichkeit (wie z. B. für die Schmerzen) von Bedeutung sind. So können vom Arzt häufig die schmerzauslösenden und schmerzbeeinflussenden psychischen und seelischen Probleme nicht gelöst werden. Die Befindlichkeit des Patienten kann aber durch Ihr Verhalten durchaus entscheidend zum Positiven hin beeinflußt werden. Gleiches trifft auch auf andere psychosoziale Einflüsse zu.

## 4. Mein erkrankter Freund fragt mich häufig um Rat, obwohl ich über die medizinischen Probleme kaum Bescheid weiß.

Hören Sie sich die Überlegungen und Bedenken Ihres Freundes an. Es tut ihm schon gut, einem anderen gegenüber all diese Probleme und Fragen zum Ausdruck zu bringen. Oft hilft das dabei, die Dinge deutlicher zu sehen und klare Entscheidungen zu treffen. Wichtig ist, daß Sie Ihren Freund davor bewahren, notwendige therapeutische Entscheidungen zu unterlassen oder zu verzögern. Damit Sie die neue Situation besser verstehen können, holen Sie sich Informationen über die Krankheit, über Behandlungsmöglichkeiten usw. Suchen Sie das gemeinsame Gespräch mit dem behandelnden Arzt, wenn Ihr Freund wünscht, daß Sie einbezogen werden. Es wird Ihnen zu mehr Klarheit verhelfen, und Sie können mit dem Betroffenen dann auch in Ruhe über die anstehenden Maßnahmen sprechen.

Achten Sie darauf, daß Ihr Freund sich nicht von Quacksalbern, Geldmachern oder Wirrköpfen in seinen Entscheidungen beeinflussen läßt.

## 5. Mein Freund möchte, daß ich mich um die Beschaffung einer sehr wirksamen medikamentösen Zusatztherapie bemühe, die nur in China angeboten wird und unseren Ärzten noch nicht zur Verfügung steht.

Viele Betroffene suchen als Ergänzung zu den klassischen schulmedizinischen Behandlungsmethoden nach zusätzlichen (additiven) Therapien. Viele dieser unkonventionellen Therapien sind in ihrer Wirkung und Sicherheit nicht oder nur unzureichend wissenschaftlich untersucht. Auch gibt es so manche Scharlatane oder verantwortungslose Geschäftemacher, die mit der Angst der Betroffenen Geld verdienen wollen. Deswegen ist immer Vorsicht bei Behandlungsmethoden geboten, die von der etablierten Schulmedizin abgelehnt werden bzw. die als absolut heilsam angepriesen werden. Zögern Sie nicht, eine zweite unabhängige Meinung (gegebenenfalls die des behandelnden Arztes) zu dem angepriesenen Verfahren einzuholen. Eine unabhängige, der aktuellen wissenschaftlichen

Erkenntnis entsprechende Zweitmeinung zu Diagnostik, Therapie
oder Nachsorge einer Krebserkrankung können Sie bei der Deutschen Krebsgesellschaft, bei der Deutschen Krebshilfe, dem Krebsinformationsdienst in Heidelberg und in den verschiedenen Tu-
morzentren (siehe Kapitel »Adressen«) einholen.

**6. Mein Mann muß sehr viele Medikamente ein-
nehmen. Ich bin mir nicht sicher, ob er auch tatsächlich alle Schmerzmittel regelmäßig einnimmt.**

Achten Sie vor allem darauf, daß er die Schmerzmedikamente regelmäßig und nicht erst bei Bedarf einnimmt! Machen Sie einen
Zeitplan, legen Sie ihm gegebenenfalls die Medikamente selbst hin.
Bei regelmäßiger Einnahme von Schmerzmitteln sind deren Nebenwirkungen geringer und die Wirkung effektiver.

**7. Erstaunlich ist, daß mein Mann seit der Schmerz-
therapie nicht nur völlig schmerzfrei geworden ist,
sondern zunehmend unternehmungslustig wird
und alle möglichen Verwandten und Freunde besu-
chen will. Vergeblich versuche ich, ihm zur Schonung zu raten.**

Schmerzfreiheit aktiviert und schafft Lebensfreude! Darum versuchen Sie nicht, den Betroffenen von seinen Aktivitäten abzuhalten!
Durch solche Aktivitäten und die dadurch gegebene Ablenkung
kann die Schmerzschwelle erhöht und der Schmerzmittelbedarf
eher gesenkt werden. Wenn der körperliche Zustand es zuläßt, an
gesellschaftlichen Aktivitäten teilzunehmen, sollten Sie den Betrof-

fenen nicht daran hindern. Zu große Rücksichtnahme und Vorsichtsmaßnahmen (Overprotection) können negative Auswirkungen haben. Sie führen zwangsläufig zu einer Isolierung, Resignation, Verminderung des Selbstwertgefühls, zu Depressionen und im übrigen auch zu einer erniedrigten Schmerzschwelle mit erhöhtem Schmerzmittelbedarf.

Die heute zur Verfügung stehenden Schmerzmittel und die verschiedenen Darreichungsformen erlauben eine wesentlich bessere Aktivität, als das früher der Fall war. Es ist eine längst überholte Vorstellung, daß diese neuen Schmerzbehandlungen den Patienten in einen tranceähnlichen Zustand versetzen oder abhängig machen. Vielmehr ist es der unbehandelte Schmerz, der den Patienten depressiv und immobil macht.

## 8. Was kann man als Angehöriger zur Appetitanregung des Erkrankten tun?

Fatigue, Angst oder Depressionen können Ursache der Appetitlosigkeit sein. Gelingt es, die Stimmungslage des Betroffenen zu verbessern, so stellt sich häufig auch wieder seine Freude am Essen ein. Manche Ärzte geben Antidepressiva oder Hormone zur Appetitanregung. Gespräche mit Psychologen (Psycho-Onkologen) können bei der Krankheitsverarbeitung helfen und so ebenfalls die Stimmung bessern.

Angehörige tun manchmal gut daran, möglichst wenig über bevorstehende Mahlzeiten zu reden, um hierdurch die Angst vor der nächsten Mahlzeit und dem Auftreten einer unterschwelligen Übelkeit zu vermeiden. »Kranke dürfen auf keinen Fall zum Essen gezwungen werden!« Feste Essenszeiten müssen nicht sein. Der Betroffene sollte immer dann essen können, wenn er gerade Appetit hat.

Vielleicht stellen Sie auch kleine Schalen mit Leckereien bereit, die zum Zugreifen verführen sollen. Achten Sie auch darauf, daß Sie

genügend Vorräte im Haus haben, die sich schnell zubereiten lassen, wenn der Betroffene gerade Heißhunger auf etwas Bestimmtes
bekommt. Auch »Äußerlichkeiten« haben eine große Bedeutung
und können den Appetit verbessern helfen. Eine liebevolle, optisch
attraktive Garnierung der Essensmahlzeit kann manchmal Wun-
der bewirken; langweilig arrangiertes Essen trägt nicht zur Freude
am Essen bei!

## 9. Ich wehre mich gegen den Rat des Arztes, meinem Mann zu bestätigen, daß die Schmerzen Folgen der Krebserkrankung bzw. einer Wiedererkrankung sind. Ich befürchte, daß er bei einer Aufklärung möglicherweise seinem Leben ein Ende setzen würde.

Statistiken zeigen, daß die Suizidrate bei über ihre Krebserkrankung aufgeklärten Patienten nicht über der des Bevölkerungs-
durchschnitts liegt.
Meist ist das Problem nicht, ob man den Betroffenen informiert,
sondern wie man es tut. Die Aufklärung sollte immer sehr individuell vorgenommen werden, wobei die Primärpersönlichkeit des
Kranken zu berücksichtigen ist. Wenn Sie etwas Negatives mitteilen müssen, so tun Sie dies immer nur mit gleichzeitigen Lösungs-
vorschlägen. Die »nackte Wahrheit« kann in der Tat sonst vernich-
tend sein. In der Regel teilt der behandelnde Arzt die Befundergeb-
nisse dem Betroffenen mit und bespricht sie mit ihm. Suchen Sie
selbst auch das Gespräch mit dem Arzt und informieren Sie sich,
was er gesagt und welche Perspektiven er eröffnet hat. Viele Betroffene verdrängen nämlich Unangenehmes und behaupten gar nicht
selten später, über die Erkrankung überhaupt nicht aufgeklärt
worden zu sein. Widersprüche wären aber weder für Sie noch für
den Betroffenen bzw. für dessen Verhältnis zum behandelnden

Arzt förderlich. Offene und von gegenseitigem Vertrauen geprägte Gespräche zwischen allen Beteiligten tragen mit dazu bei, daß sich die Beziehung untereinander entspannt und hilfreich gestaltet.

## 10. Es fällt mir sehr schwer, mit dem Betroffenen über Krebs, über erkrankte und verstorbene Bekannte zu sprechen.

Nicht jeder Mensch ist in der Lage, heikle Themen und Situationen anzusprechen. Wenn es geht, überwinden Sie Ihre Angst, über die Krebserkrankung zu reden. Lassen Sie sich erzählen, wie der Betroffene selbst sich fühlt, wie er seine Situation erlebt und was die Behandlung für ihn bedeutet. Das Wichtigste ist, »einfach« nur zuzuhören! Es ist auch gar nicht schlimm, wenn Sie Ihre eigene Unsicherheit dem Betroffenen gegenüber eingestehen. Es kann in seinen Augen Ihre Glaubwürdigkeit und das Vertrauen zu Ihnen erhöhen. Zudem kann es beide Seiten von falschen Vorstellungen und von dem Druck befreien, immer stark sein zu müssen.

## 11. Bei meinem Mann ist es zu einem nicht operablen Krankheitsrezidiv gekommen. Er hat große Angst. Wie soll ich mich verhalten? Wie kann ich ihm helfen?

Sie sollten die auftretenden Ängste ernst nehmen, intensiv zuhören und die Situation gemeinsam besprechen. Das Falscheste wäre, dem allem auszuweichen. Im Gegenteil, Ihr Mann braucht jetzt Ihre Gegenwart sowie das Bewußtsein, nicht ausgeliefert und isoliert zu sein. Wichtig sind gerade jetzt das Gespräch und die persönliche Zuwendung. Manchmal hilft es, Probleme zu versachlichen, indem man Informationen über Therapiemöglichkeiten und andere Hilfen einholt. Auch bei einem nicht operablen Rezidiv gibt es noch Therapieansätze, die die Überlebenszeit verlängern und verbessern können.

Häufig besteht bei den Betroffenen auch die unausgesprochene Angst vor dem Sterben, wobei manchmal weniger der Tod als solcher, sondern vielmehr die Qualen und die Schmerzen gefürchtet werden. In dieser Situation haben viele besonders vor der Einsamkeit und dem Alleinsein Angst. Diese Angst kann durch Gespräche gemindert werden.

Fragen Sie sich selbst, ob und auf welche der möglichen Ängste (Angst vor dem Ausgeliefertsein gegenüber der Erkrankung, Angst vor unverstandenen Symptomen, Angst vor der bevorstehenden Untersuchung/Therapie) Sie eingehen könnten! Aber auch schon das einfache Gespräch, das nicht etwa die Tumorerkrankung oder die Schmerzen zum Thema haben muß, kann helfen, ja sogar angstbefreiend wirken. Scheuen Sie sich aber auch nicht, gegebenenfalls zu einem Psychologen (Psycho-Onkologen) zu gehen, der auch weitere Methoden zur Angstbewältigung anbieten kann (z. B. Entspannungsverfahren).

## 12. Mein Bekannter ist neuerdings so aggressiv und abweisend, daß ich das Gefühl habe, daß er keinen Wert auf meinen Besuch im Krankenhaus legt.

Es ist durchaus normal, daß Kranke Phasen haben, in denen sie müde, gereizt und abweisend sind und ihre Ruhe haben möchten. Gereiztheit und aggressives Verhalten sind kein böser Wille, sondern eine Form der Auseinandersetzung mit Angst und Sorge.

Häufig fühlt sich der Kranke unverstanden und nicht angenommen, was den Zustand noch verschlimmert. Darum, auch wenn es Ihnen nicht leicht fällt, ein Gespür für die Stimmungen und Wünsche des Kranken zu entwickeln, sollten Sie versuchen, ihm seine Privatsphäre zu lassen. Das darf aber nicht bedeuten, daß Sie sich ihm entziehen. Auch wenn Ihnen manchmal die Verhaltensweisen des Patienten abweisend vorkommen, er sich manchmal sogar beleidigend und aggressiv verhält, brechen Sie den Kontakt nicht ab! Für den Betroffenen ist es extrem wichtig, daß die bestehenden Kontakte und Freundschaften erhalten bleiben, daß er seine Sorgen, Gefühle und Ängste aussprechen und äußern kann, so daß er sich mit seinen Problemen nicht allein gelassen fühlt. Bedenken Sie, daß vielleicht auch die diabetische Stoffwechsellage, insbesondere eine Unterzuckerung, zu der Gereiztheit beitragen kann.

*13. Irgendwie komme ich mit all den Problemen nicht mehr zurecht. Ich habe das Gefühl, daß mich die Pflege meines todkranken Ehemannes, die Angst, die vielen organisatorischen Probleme, der ständige Ärger mit der Krankenkasse und »nebenher« meine Berufstätigkeit sowie die Familie überfordern. Was soll ich machen?*

Es wird jetzt viel von Ihnen verlangt: Zögern Sie darum nicht, sich Hilfe zu suchen und auch anzunehmen. Hier leisten Krebsberatungsstellen wertvolle Arbeit. Ein Psychologe oder ein Seelsorger und auch so manche Selbsthilfegruppe kann Ihnen ebenfalls dabei helfen, einen Überblick über Ihre Lage zu gewinnen. Ihre Hilfe beschränkt sich häufig nicht »nur« auf Zuhören.
Haben Sie schon einmal an die Möglichkeit eines Hospizes zur

Versorgung des Angehörigen gedacht? In Nordrhein-Westfalen gibt es Anlaufstellen, die Rat und Hilfe in solchen Situationen vermitteln (Alpha = Ansprechstellen im Land Nordrhein-Westfalen zur Pflege Sterbender, Hospizarbeit und Angehörigenbegleitung). Der Hausarzt, die Krebsberatungsstellen, die Sozialarbeiter, die Krankenkassen, die Caritas, die Selbsthilfegruppen und die Deutsche Krebshilfe können Ihnen sicherlich Adressen von Hospizen geben. Manchmal kommt es vor, daß die Familie durch die Krebserkrankung in eine finanzielle Notlage gerät. Hier hilft u. U. der Härtefond der Deutschen Krebshilfe (Telefon 02 28/7 29 90-94) schnell und unbürokratisch.

## 14. Wie verhalte ich mich dem Sterbenden gegenüber?

Wichtig ist, dem Sterbenden das Gefühl zu geben, nicht allein gelassen zu werden. Die Hand halten, ihm Hautkontakt zu geben, die Stirn kühlen; kleine Zeichen der Zuneigung und der Zärtlichkeit, das alles sind für den Betroffenen Zeichen, daß er nicht einsam ist. So leicht das auch klingt, für viele bedeuten diese »kleinen Gesten« jedoch eine Überwindung. Auf den Patienten wird Ihre aktive Gegenwart beruhigend wirken. Fragen Sie auch direkt, was der Betroffene von Ihnen erwartet. Vielleicht würde er gern etwas vorgelesen bekommen, Musik hören, Blumen am Bett haben, Bilder sehen etc.

Ihre Gegenwart hilft sowohl dem Betroffenen als auch Ihnen. Denn vieles, was der Sterbende in dieser Phase seines Lebens erlebt, wird auch von Hinterbliebenen miterlebt, sei es während der letzten Stunden, in denen Sie bei dem Sterbenden verbleiben, als auch in der Zeit nach dem Tod.

Aus vielen Befragungen von Menschen, die klinisch tot waren und wiederbelebt wurden, wissen wir, daß der Mensch, auch wenn er

von uns aus gesehen nicht bei Bewußtsein ist, alles hört. Reden Sie
also in der Gegenwart des Betroffenen, wie Sie auch sonst mit ihm
reden würden, wenn Sie direkt mit ihm sprechen könnten. Auch
wenn er sich noch so tief im Koma befindet, so hört er doch alles,
was Sie sagen. Wenn Sie also meinen, ihm noch etwas Wichtiges
bzw. Schönes mitteilen zu müssen, so tun Sie es!
Für viele Menschen ist ihr Glaube beim Sterben eine große Hilfe.
Für gläubige Menschen bedeutet der Tod nicht das Ende, sondern
eher einen Übergang. Je nach Religion kann das ganz verschieden
aussehen. Aber allgemein ist dabei die Vorstellung, daß der Tod für
den Glaubenden nicht das letzte Wort hat. In der Vorbereitung auf
den Tod können das gemeinsame Gebet, die seelsorgerische Begleitung, das gemeinsame Abendmahl, der Segen und vieles mehr eine
Hilfe dabei sein, die letzten Tage und Stunden wertvoll zu erleben.
Für manchen Sterbenden ist das sehr hilfreich.

# Erklärung von Fachausdrücken

**Adenokarzinom:** Häufigste Gewebeform eines bösartigen Bauchspeichel-
drüsentumors. Andere, wesentlich seltenere Gewebeformen sind Karzinoide, Plattenepithelkarzinome und Lymphome.

**Adenom:** Gutartiger Drüsentumor. Ebenso wie die Polypen gelten die
Adenome jedoch als Vorstufen für Bauchspeicheldrüsenkrebs.

**adjuvante Therapie:** Eine die Operation oder Strahlentherapie unterstützende Behandlung, wobei aufgrund der vorausgegangenen Therapien ein
manifester Tumor nicht mehr nachweisbar ist. Diese Behandlung kann
hormonell (adjuvante Hormontherapie), zytostatisch (adjuvante Chemotherapie), immunologisch (adjuvante Immuntherapie) oder strahlenthera-
peutisch (adjuvante Strahlentherapie) erfolgen. Eine adjuvante Ernährungstherapie, die das Rezidivrisiko vermindern könnte, gibt es nicht.

**AHB:** Siehe Anschlußheilbehandlung.

**Alpha:** Ansprechstellen im Land Nordrhein-Westfalen zur Pflege Sterbender, Hospizarbeit und Angehörigenbegleitung.

**alternative Medizin:** Auch Außenseitermedizin oder Paramedizin genannt.
In der Krebstherapie bedeutet *alternativ* eine andere als die in unserer Gesellschaft offiziell anerkannte, naturwissenschaftlich untermauerte und
schulmedizinische Methode. Was bei uns alternativ genannt wird, gilt unter Umständen in anderen Kulturen, so z. B. in China, Indien oder in weniger entwickelten Regionen, als offiziell anerkannte Therapie.

Die *biologische Krebstherapie* wird in der westlichen Welt allgemein als alternative Krebstherapie bezeichnet. Manche nennen sie auch Paramedizin oder unkonventionelle Medizin. Zur alternativen Krebstherapie zählen Krebsdiäten, die Überwärmungstherapie, die Ozontherapie, die Sauerstoff-Mehrschritt-Therapie, aber auch andere mehr oder weniger magische Maßnahmen wie Wasseradern, Pendelung, Erdstrahlen. Die Kosten für alternative Therapien werden im allgemeinen von den Krankenkassen nicht übernommen.

**Anämie:** Verminderung von roten Blutkörperchen und rotem Blutfarbstoff, so daß es zu einer verminderten Sauerstoffsättigung des Blutes und einer Schwäche des Patienten kommt.

**Anastomose:** Die operativ angelegte Verbindungsstelle des zuvor durchtrennten oberen und unteren Darmsegments.

**Angiogeneseinhibitoren:** Neues, in der Forschung befindliches Therapieprinzip, das auf einer Hemmung der Gefäßneubildung beruht. Die Metastasen können sich nach dieser Therapie nicht mehr ernähren und sterben ab.

**Angiographie:** Röntgenologische Kontrastdarstellung der Gefäße; eine Untersuchung, die weniger dem Tumornachweis dient als dem Ausschluß einer Tumorinfiltration großer Gefäße.

**Angiopathie:** Allgemeine Bezeichnung für Gefäßleiden.

**Anorexie:** Appetitlosigkeit, Magersucht.

**Anschlußheilbehandlung (AHB):** Stationärer Aufenthalt in einer Rehabilitationsklinik im unmittelbaren (oder zeitlich auf wenige Wochen begrenzten) Anschluß an den Krankenhausaufenthalt. Für derartige AHBs empfehlen sich besonders spezialisierte Tumor-AHB-Kliniken. Während der AHB sollte der Patient lernen, mit den tumor- und therapiebedingten Problemen – wozu auch die Ernährung gehört – zurechtzukommen. Die AHB darf nicht mit einem Erholungsaufenthalt verwechselt werden. Die AHB sollte nach Möglichkeit in wohnortnahen Rehabilitationskliniken durchgeführt werden.

**Antiemetika:** Medikamente, die die Übelkeit und das Erbrechen verhindern bzw. abschwächen.

**Antigen:** Substanz, welche die Bildung von Antikörpern bewirkt.

**Astronautenkost:** Hochenergetische und nährstoffreiche, mit Vitaminen angereicherte Zusatznahrung.

**Aszites:** Bauchwassersucht; Ansammlung von Gewebeflüssigkeit in der Bauchhöhle. Häufigste Ursachen sind ein Pfortaderhochdruck wegen Leberzirrhose, Herzschwäche, Eiweißmangelernährung, Nierenversagen oder Tumor. Bei Patienten mit Bauchspeicheldrüsentumor ist ein Tumorbefall des Bauchfelles die häufigste Ursache.

**autogenes Training:** Übungen, die ebenso wie die progressive Muskelrelaxation bei den Betroffenen Entspannung und Angstbefreiung bewirken sollen. Während die progressive Muskelrelaxation auf der Ebene der Willkürmuskulatur ansetzt, geht es beim autogenen Training um eine konzentrative (also mentale) Übung.

**Avitaminose:** Vitaminmangelkrankheit.

**biliodigestive Anastomose:** Umleitung der bei Gesunden in den Zwölffingerdarm mündenden Gallen- und/oder Bauchspeicheldrüsengänge in einen anderen Dünndarmabschnitt, meist in das Jejunum (Hepatikojejunostomie oder Cholezystojejunostomie), um hierdurch einen Gallenstau zu verhindern.

**Bilirubin:** Wesentlicher Gallenbestandteil, der zu etwa 80 % aus dem Abbau der roten Blutkörperchen stammt, weswegen er auch gelber Blutfarbstoff genannt wird. Bei gestörter Leberfunktion oder gestörtem Gallefluß kommt es zu einem Rückstau des Bilirubins in das Blut, wodurch eine Gelbfärbung der Haut und der Bindehaut der Augen verursacht wird (Ikterus).

**Biopsie:** Untersuchung von Gewebe, das dem lebenden Körper entnommen wird. Mit Hilfe von Ultraschall oder auch der Computertomographie läßt sich das Gewebe relativ gezielt entnehmen.

**Broteinheit (BE):** Eine Hilfsgröße bzw. Berechnungseinheit, die für den Patienten bei der Berechnung der Kohlenhydrate eine Erleichterung bringen soll. Sie ermöglicht ihm, Lebensmittel mit unterschiedlichem Kohlenhydratgehalt in der richtigen Menge untereinander auszutauschen. Die in Gramm angegebene Menge eines Nahrungsmittels, die einer BE entspricht, enthält 12 Gramm Kohlenhydrate.

**Ca 19–9:** Tumormarker in der Nachsorge bösartiger Tumoren der Verdauungswege. Er ist bei Bauspeicheldrüsenkrebs häufig erhöht.

**CEA:** Abkürzung für karzinoembryonales Antigen. Bei Verlaufsuntersuchungen von Bauchspeicheldrüsenkrebserkrankungen häufig benutzter Tumormarker.

**Chemotherapie:** Anderer Ausdruck für zytotoxische Therapie. Sie soll die Vermehrung der Tumorzellen verhindern und die Verkleinerung oder gar Beseitigung des Tumors bewirken.

**Cholangitis:** Entzündung der Gallengänge.

**Cholestase:** Aufstau von Galle. Bei Pankreastumoren häufig bedingt durch einen Befall der Leber, einen tumorbedingten Verschluß mit Enge der ableitenden Gallenwege, eine Entzündung der ableitenden Gallenwege oder Steine in den Gallengängen.

**Chromosomen:** Sichtbare Träger der Erbinformationen; Bestandteil des Zellkerns, der sich intensiv färbt.

**Chymotrypsin-Bestimmung:** Untersuchungsmethode zur Bestimmung des Stuhlfettgehalts. Je höher der Stuhlfettgehalt, desto niedriger der Chymotrypsin-Wert und desto notwendiger die regelmäßige Einnahme von Bauchspeicheldrüsenfermenten.

**Darmflora:** Die Gesamtheit der im Darm lebenden Mikroorganismen wird als Darmflora bezeichnet. Bestimmte Medikamente, vor allem Antibiotika, können die Darmflora schädigen.

**Diabetes, pankreopriver:** Auch Typ-I-Diabetes genannt. Absoluter Insulinmangel wegen unzureichender Hormonproduktion in der Bauchspeicheldrüse. Im Gegensatz zum *sekundären Diabetes* kann dieser Diabetes nicht durch Tabletten behandelt werden.

**Diarrhö:** Durchfall.

**DNA:** Abkürzung für Desoxyribonukleinsäure. Sie ist in allen Zellen vorhanden und enthält die gesamte Erbinformation über das genetische Material der Zelle.

**Ductus choledochus:** Der große, in den Zwölffingerdarm mündende Gallengang.

**Ductus hepaticus:** Lebergallengang.

**Ductus Wirsingeanus:** Der große, in den Zwölffingerdarm mündende Ausführungsgang der Bauchspeicheldrüse.

**Duodenum:** Auch Zwölffingerdarm genannt, da seine Länge etwa der Breite von zwölf Fingern entspricht. Er beginnt am Magenschließmuskel. In den Zwölffingerdarm münden der Bauchspeicheldrüsengang und der Gallengang ein. Im Duodenum wird die Nahrung teilweise chemisch weiter zerkleinert, teilweise auch schon vom Körper aufgenommen und von der Leber weiterverarbeitet.

**Elastase:** Elastin spaltendes Enzym der Bauchspeicheldrüse, das auch als Laborparameter der exokrinen Bauchspeicheldrüsenfunktion benutzt wird. Elastase ist sowohl im Blut als auch im Stuhl meßbar.

**Endoskopie:** Ausleuchtung und Ausspiegelung von Hohlorganen oder Körperhöhlen mit dem Endoskop. Die endoskopische Untersuchung des Magens wird auch Gastroskopie und die des Darms Koloskopie genannt.

**Endosonographie:** Ultraschalluntersuchung mit einer in den Magen oder Darm eingeführten Sonde. Zur Beurteilung des Pankreaskopfes wird die Gerätespitze in den Zwölffingerdarm oder in den Magen vorgeschoben. Der Pankreaskörper läßt sich am besten vom Magen aus einsehen.

**enterale Ernährung:** Ernährung über den Magen-Darm-Trakt (orale Ernährung) im Gegensatz zur parenteralen Ernährung, die über die Blutbahn erfolgt.

**ERCP:** Abkürzung für endoskopisch-retrograde Cholangio-Pankreatikographie. Endoskopisches Verfahren, bei dem ein Duodenoskop/Gastroskop nach Passage von Speiseröhre und Magen im Zwölffingerdarm plaziert wird. Hiermit kann die Einmündungsstelle (Papille) von Gallengang und Bauchspeicheldrüsengang betrachtet und unter Sicht sondiert werden. Über diese Sonde kann zur Anfertigung von Bildern des Gallengangs (Cholangiographie) und des Bauchspeicheldrüsengangs (Pankreatikographie) Röntgenkontrastmittel eingespritzt werden. Bei der therapeutischen ERCP kann auch eine Behandlung vorgenommen werden: z. B. Schlitzung und Erweiterung der Papille (Papillotomie), um Gallengangssteine zu entfernen, oder Einsetzung von Stents zur Überbrückung einer Verschlußstelle.

**exkretorisch:** Die Ausscheidung betreffend.

**familiäre adenomatöse Polyposis:** Siehe Polyposis coli.

**Fatigue:** Bezeichnung für eine besonders quälende Form der Müdigkeit und Erschöpfung, unter der manche Krebskranke noch lange nach der Erkrankung leiden.

**Fettstuhl:** Siehe Steatorrhoe.

**Fistel:** Abnormer, röhrenförmiger Gang, der von einem Hohlorgan oder einem Hohlraum ausgeht und an der Körperoberfläche ausmündet oder nur im Körperinneren verläuft und eventuell mehrere Organe verbindet. Eine Fistel kann z. B. von der Bauchspeicheldrüse zum Darm oder durch die Bauchhaut gehen.

**Folinsäure:** Medikament, das die Wirkung von 5-FU verstärken soll.

**Frischzellentherapie:** Unspezifische Immuntherapie, die angeblich die Abwehrzellen im Körper anregen soll. Bei der Frischzellentherapie werden gern tierische Organzellen (z. B. vom Thymus) gegeben. Sie können gespritzt, aber auch in Tablettenform genommen werden. Besonders beliebt ist die Gabe von Zellen ungeborener Lämmer. Diese Zellen sollen eine revitalisierende Wirkung haben.
Der Nutzen dieser Frischzellentherapie konnte bislang – außer für die sie vertreibende Pharmaindustrie – niemals belegt werden.

**Fünf-FU (5-FU):** Ein in der Krebstherapie häufig benutztes Chemotherapeutikum.

**Gallengangskarzinom (Cholangiokarzinom):** Bösartiger, von der Schleimhaut der Gallengänge ausgehender Tumor; meist in der Gegend der Choledochusmündung in der Nähe der Papille, weswegen dieser Tumor auch zu den periampullären Karzinomen gezählt wird.

**Gastroenterostomie (Gastroenteroanastomose):** Eine Operationsmethode, die gerne beim fortgeschrittenen Pankreastumor dann durchgeführt wird, wenn Erbrechen und Gewichtsabnahme infolge von Verdrängung des Magens und Zwölffingerdarms drohen. Es findet eine Umgehung der betroffenen Regionen statt, indem der Restmagen mit einem unterhalb des Tumors gelegenen Dünndarmabschnitt verbunden wird.

**gastrointestinal:** Magen und Darm betreffend.

**Gastroskopie, Gastroduodenoskopie:** Magenspiegelung. Sie erfolgt heutzutage mit dünnen, sehr flexiblen Video-Gastroduodenoskopen. Dank dieser Untersuchung läßt sich die Schleimhaut sehr gut beurteilen. Gleichzeitig können auch Gewebeproben von der Speiseröhre, vom Magen und vom Zwölffingerdarm entnommen werden.

**Gelbsucht:** Ikterus; bezeichnet die Gelbfärbung der Haut infolge eines Rückstaus des gelben Gallenfarbstoffs im Blut.

**Gemcitabin (Gemzar®):** Ein 1996 eingeführtes Zytostatikum, das beim Pankreaskarzinom besonders wirksam ist.

**Glucagon:** In den Alpha-Zellen der Bauchspeicheldrüse gebildetes Hormon, das eine dem Insulin entgegenwirkende, aber weit schwächere Eigenschaft hat. Es erhöht den Blutzuckerspiegel durch Entleerung des Glykogenspeichers und durch Umwandlung von Eiweiß in Zucker in der Leber.

**Glucagonom:** Glucagon produzierender Tumor der Bauchspeicheldrüse.

**Grading:** Abstufung des Reifegrades und somit der Bösartigkeit von Tumorgewebe. Man unterscheidet G1 bis G4, d. h. unterschiedliche Stadien der Ausreifung (Differenzierung).

**Hämatologe-Onkologe:** Facharztbezeichnung für diejenigen Ärzte, die sich mit bösartigen Bluterkrankungen und Tumoren befassen.

**Haemoccult®-Test:** Ein Verfahren zur Untersuchung auf Blut im Stuhl.

**Hämoglobin:** Roter Blutfarbstoff, der bei der Blutbilduntersuchung immer mitbestimmt wird. Normal und nicht behandlungsbedürftig sind Werte zwischen 12 und 16 g%.

**$HbA_1$:** Durch Messungen des $HbA_1$-Spiegels lassen sich durchschnittliche Blutzuckerwerte vier bis sechs Wochen zurückverfolgen.

**$HbA_{1c}$:** $HbA_{1c}$ entsteht durch Anlegung von Glucose an das Hämoglobinmolekül. Durch Bestimmung von $HbA_{1c}$ erhält man Informationen, ob ein Diabetiker in den zurückliegenden sechs bis acht Wochen richtig eingestellt war.

**hepatisch:** Die Leber betreffend.

**Herpes zoster:** Auch Gürtelrose genannt. Eine Virusinfektion, die bei Abwehrgeschwächten häufig auftritt.

**Hospiz:** Einrichtung mit dem Schwerpunkt der Betreuung unheilbar chronisch Erkrankter.

**Hypoglykämie:** Unterzuckerung.

**hypoglykämischer Schock:** Hypoglykämie mit Schocksymptomatik.

**Hypokalziämie:** Verminderung des Kalziumgehalts im Blut.

**Hypovitaminose:** Vitaminmangelkrankheit.

**Ikterus:** Gelbsucht. Bei Bauchspeicheldrüsenkrebspatienten häufiges Symptom, verursacht durch einen Stau der Galle in den Gallengängen. Eine Gelbsucht kann jedoch auch durch andere Ursachen bedingt sein, wie z. B. eine Lebererkrankung oder einen verstärkten Blutzellzerfall.

**Ileum:** Auch Krummdarm genannt. Er schließt an das Jejunum (Leerdarm) an und mündet in den Dickdarm (Colon).

**Ileus:** Darmverschluß.

**Immunsystem:** Körpereigenes Abwehrsystem gegen körperfremde Stoffe. Es ist ein äußerst kompliziertes, aus vielen Bausteinen bestehendes System zellulärer und nicht-zellulärer (humoraler) Elemente. Seine Rolle bei der Krebsabwehr ist noch nicht geklärt, wohingegen es bei der Abwehr von Infektionen eine große Bedeutung hat. Durch die Ernährung kann die Immunabwehr geschädigt oder auch positiv beeinflußt werden.

**inkretorisch:** Die innere Sekretion betreffend.

**Insulin:** Aus den Beta-Zellen der Bauchspeicheldrüse gebildetes Hormon, das die Aufnahme und die Verbrennung des Blutzuckers in den Körperzellen zur Energiegewinnung bewirkt. Es hemmt auch die Fettmobilisierung, d. h. den Abstrom von Fett aus den Depots. Bei Fehlen von Insulin wird somit der Gehalt des Blutes an Fett (Lipiden) und freien Fettsäuren erhöht. Es beeinflußt auch den Eiweißstoffwechsel.
Symptome des Insulinmangels sind: vermehrter Harnfluß, Harnzucker, er-

höhter Blutzucker, vermehrter Durst, Gewichtsverlust und andere Störungen.

Man unterscheidet Normalinsulin (früher Altinsulin) mit Wirkungseintritt nach 10 bis 20 Minuten und einer Wirkdauer von etwa sechs Stunden von langwirkenden Insulinen mit einem Wirkungseintritt nach 30 bis 60 Minuten und einer Wirkdauer von bis zu 24 Stunden. Mischinsulin ist ein Kombinationsinsulin aus festen Mischungen von Normal- und Verzögerungsinsulin bzw. langwirkenden Insulinen.

**Insulinom:** Endokriner Tumor der Bauchspeicheldrüse, der Insulin produzieren kann. Etwa 5 bis 10 % der Insulinome neigen zur Metastasenbildung, während die anderen auf die Bauchspeicheldrüse begrenzt bleiben.

**intravenös:** Einbringen von Medikamenten oder Flüssigkeiten in eine Vene.

**Intrinsic-Faktor:** In der Magenschleimhaut gebildetes Glycoprotein, ohne das die Aufnahme von Vitamin B12 unmöglich ist.

**Iscador®:** Ein spezielles Mistelpräparat, das ursprünglich vorwiegend von den Anthroposophen in die Krebsmedizin eingeführt wurde. Es nimmt unter den vielen alternativen Naturheilmitteln insofern eine Sonderstellung ein, als die Wirksamkeit dieses Präparates weltanschaulich begründet wird.

**Jejunum:** Auch Leerdarm genannt. Der mittlere Abschnitt des Dünndarms zwischen Duodenum (Zwölffingerdarm) und Ileum (Krummdarm).

**Kachexie:** Kräfteverfall.

**kanzerogen:** Krebsfördernd.

**Kalorien:** Maßeinheit, mit der die Nahrungsenergie gemessen wird. Eine Kilokalorie (kcal) entspricht 1 000 Kalorien (cal). Eine Kilokalorie entspricht 4,18 Kilojoule (kJ).

**Karnofsky-Index:** Ein Index, der den Allgemein- und Kräftezustand des Patienten beschreibt. Er reicht von 100 % (normal) bis unter 50 % (ständige Unterstützung und Pflege erforderlich).

**Karzinogene:** Stoffe, die Krebs auslösen bzw. fördern können.

**Kernspintomographie:** Auch MRT oder NMR (Nuclear Magnetic Resonance) genannt. Ein Gerät zur Herstellung von Schnittbildern aus allen Bereichen des Körpers. Für diese ca. 15 Minuten dauernde Untersuchung werden keine Röntgenstrahlen eingesetzt, sondern die Bilder werden aus elektromagnetischen Signalen berechnet, die aus der Wechselwirkung von Atomkernen in einem starken Magnetfeld resultieren.

**Ketoazidose:** Acetonämie, Übersäuerung des Blutes wegen erhöhtem Gehalt an Ketonkörpern.

**Ketonkörper:** Stoffe, die beim Fettsäureabbau entstehen und normalerweise abgebaut werden.

**Klatskintumor:** Gallengangskarzinom am Zusammenfluß von rechtem und linkem Gallengang.

**Kortison:** Ein in der Nebennierenrinde gebildetes Hormon, das viele wichtige Aufgaben im menschlichen Organismus erfüllt.

**Kur:** Früher häufig benutzter Ausdruck für stationäre Rehabilitationsmaßnahmen. Heute sind die Krankenkassen und Rentenversicherungen sehr zurückhaltend mit der Gewährung von Kurmaßnahmen geworden, die vorrangig der Erhaltung der Arbeitskraft dienen. Die Rehabilitation hingegen wird gefördert. Sie hat heute die Kur weitgehend abgelöst.

**kurative Therapie:** Im Gegensatz zur palliativen oder auch symptomatischen Therapie steht bei ihr die Heilung im Vordergrund. Bei ihr werden gelegentlich auch aggressive und nebenwirkungsreiche Therapien eingesetzt, um alle Krebszellen zu vernichten und eine Heilung zu erzielen. Da diese Therapien keine Garantie der Heilung sind, werden sie auch *potentiell kurative Therapien* genannt.

**lakto-vegetabile Kost:** Eine Diät, bei der auf Fleisch, Fisch, Eier und alle daraus hergestellten Lebensmittel verzichtet wird.

**Leberperfusion:** Spezielle Chemotherapie zur Behandlung von Lebermetastasen. In die zur Leber führenden Blutgefäße werden Zytostatika gespritzt, die so in hoher Konzentration in das vom Tumor befallene Lebergewebe gelangen.

**Leukopenie:** Verminderung der Anzahl der weißen Blutzellen im Blut.

**Leukozyt:** Weiße Blutzelle.

**Linksresektion:** Entfernung des Bauchspeicheldrüsenschwanzes und der Milz.

**Lipase:** Enzym der Bauchspeicheldrüse, das bei Entzündungen vermehrt in die Blutbahn abgegeben wird und dort gemessen werden kann.

**Lokalrezidiv:** Eine Wiedererkrankung an der gleichen – schon ehemals behandelten – Stelle. Man spricht von einem lokoregionären Rezidiv, wenn die Wiedererkrankung in den nahegelegenen Lymphknoten auftritt, und von einer Fernmetastasierung, wenn es zu einer Tumorabsiedlung in entfernteren Organen gekommen ist.

**Makrophagen:** Auch Freßzellen genannt. Es handelt sich um eine besondere Form der weißen Blutkörperchen, die in der spezifischen Immunabwehr eine besondere Rolle spielen.

**maligne:** Anderer Ausdruck für bösartig.

**MCT (mittelkettige Triglyceride):** Fette mit bestimmten Fettsäuren, die schneller und vollständiger als andere Fette von der Darmwand aufgenommen werden. MCT-Fette sind als Diätmargarine und Diätspeiseöl im Handel erhältlich.

**metabolisch:** Den Stoffwechsel betreffend.

**Metastasen:** Tochtergeschwülste, die durch Verschleppung von Geschwulstzellen fern vom Ursprungsherd an einer anderen Körperstelle entstehen. Die Ausbreitung von Tumorzellen (Metastasierung) erfolgt vorwiegend über die Blut- und die Lymphbahnen. Bei Bauchspeicheldrüsenkrebspatienten sind am häufigsten die Leber und die Lymphknoten betroffen.

**Metastasenleber:** Starker Befall der Leber durch zahlreiche Metastasen.

**Meteorismus:** Blähungen, die zu einer Vorwölbung bzw. zu einem Anschwellen des Bauches führen.

**Monoklonaler Antikörper:** Mit Hilfe der Gentechnologie hergestellte, hochspezifische identische Antikörper. Diese können sowohl in der Erkennung als aber auch neuerdings in der Therapie von Tumoren benutzt werden.

**Muzine:** Schleimstoffe, die von der Magenschleimhaut gebildet werden und u. a. die Zellen vor Sonneneinwirkung bewahren sollen.

**Nachsorge:** Unter Nachsorge versteht man alle diejenigen diagnostischen und therapeutischen Maßnahmen, die im Anschluß an die abgeschlossene Primärbehandlung durchgeführt werden. Sie beinhaltet zum einen Maßnahmen, die eine Lebensverlängerung bewirken können, und zum anderen Maßnahmen, die eine Lebensqualitätsverbesserung zum Ziel haben. Man unterscheidet die *ambulante,* die *teilstationäre* und die *stationäre* Nachsorge. Unter stationärer Nachsorge versteht man die Anschlußheilbehandlung (AHB), spätere stationäre Heilverfahren und Kuren. Mit teilstationärer Nachsorge bezeichnet man eine ganztägige umfassende Nachsorge- und Rehabilitationsbetreuung wie in einer Rehabilitationsklinik, bei der jedoch im Gegensatz zur stationären Nachsorge die Betroffenen die Abende und Wochenenden zu Hause verbringen können. Patienten mit einem Bauchspeicheldrüsenkrebs sollten nur in Nachsorgekliniken betreut werden, die über besondere Erfahrungen in der Nachsorge und Rehabilitation von Bauchspeicheldrüsenkrebspatienten verfügen.

**neoadjuvante Therapie:** Eine Chemo- und/oder Strahlentherapie, die vor der Operation durchgeführt wird. Sie hat häufig zum Ziel, die operative Entfernung des Tumors zu erleichtern.

**Neoplasie:** Neubildung.

**Nephropathie:** Allgemeine Bezeichnung für Nierenleiden.

**Neuropathie:** Nervenleiden.

**NMR:** Siehe Kernspintomographie.

**Obstipation:** Verstopfung.

**Oktreotid-Szintigramm:** Nuklearmedizinisches Nachweisverfahren für endokrine Bauchspeicheldrüsentumore. Bei dieser bildgebenden Nachweismethode wird ausgenutzt, daß die Zellen derartiger Tumoren bestimmte Empfängervorrichtungen (Rezeptoren) an der Oberfläche tragen.

**Onkogene:** DNS-Sequenzen in Genen von Zellen mit krebserzeugender Aktivität. Onkogene entstehen durch Veränderungen von Protoonkogenen.

**Onkologie:** Lehre von den bösartigen Erkrankungen und deren Therapiemöglichkeiten. Ein Onkologe ist ein Arzt, der sich auf die Behandlung bösartiger Erkrankungen spezialisiert hat.

**Osteomalazie:** »Knochenerweichung«, Abnahme der Knochenhärte und -festigkeit, z. B. aufgrund von mangelhafter Kalziumzufuhr.

**Osteopathie:** Allgemeine Bezeichnung für Knochenerkrankungen.

**ovo-lakto-vegetabile Kost:** Fleisch- und fischfreie Ernährungsform. Eier und Milch sind erlaubt.

**Palliativtherapie:** Eine krebshemmende Therapie, die vorrangig auf die Erhaltung bzw. Verbesserung der *Lebensqualität* ausgerichtet ist. Sie ist zu unterscheiden von der *kurativen Therapie,* die primär die Heilung zum Ziel hat.

**Pankreas:** Bauchspeicheldrüse.

**Pankreasfrühkarzinom:** Sehr frühzeitig erkanntes und kleines Karzinom, das noch auf die Bauchspeicheldrüse begrenzt ist und deswegen sehr gut und erfolgreich operativ behandelt werden kann.

**Pankreatitis:** Entzündung der Bauchspeicheldrüse.

**Papilla Vateri:** Bezeichnung für die Einmündung des Gallen- und Bauchspeicheldrüsengangs in den Zwölffingerdarm.

**Papillenkarzinom:** Seltene Form der Bauchspeicheldrüsenkrebserkrankung, die von der Mündung des Bauchspeicheldrüsengangs ausgeht. Diese Krebserkrankung geht relativ frühzeitig mit einer Gelbsucht einher und wird daher früher als die anderen Bauchspeicheldrüsenkrebserkrankungen erkannt und behandelt.

**Paramedizin:** Wissenschaftlich unbewiesene und offiziell nicht anerkannte medizinische Maßnahmen.

**parenterale Ernährung:** Form der künstlichen Ernährung, bei der die Nährstoffe am Magen-Darm-Kanal vorbei, also durch Infusion in eine Vene, gegeben werden.

**Pen:** Gerät zur Injektion von Insulin.

**periampulläres Karzinom, peripapilläres Karzinom (periampullary carcinoma):** Dieser Begriff umfaßt alle bösartigen Neubildungen im Bereich des duodenalen C-Bogens, also im wesentlichen die bösartigen Neubildungen an den unteren Gallengängen, der Papille und die seltenen von den Brunnerschen Drüsen ausgehenden Karzinome.

**peripankreatisch:** Um die Bauchspeicheldrüse herum gelegen.

**Peritoneum:** Bauchfell.

**PEG:** Abkürzung für perkutane endoskopische Gastrostomie. Künstliche direkte Verbindung vom Magen-Darm-Trakt durch die Bauchdecke nach außen, um Sondenkost zuführen zu können.

**PET (Positronenemissionstomographie):** Untersuchungsverfahren, bei dem die unterschiedliche Stoffwechselaktivität von Tumor- und Normalgewebe ausgenutzt wird. Die PET ist bei besonderen Fragestellungen angezeigt, wie z. B. zur Unterscheidung von Narbengewebe, abgestorbenem Tumorgewebe und lebendem Tumorgewebe oder unklaren Zysten.

**Phytotherapie:** Behandlung mit Medikamenten pflanzlicher Herkunft.

**Plazebo:** Scheinmedikament.

**Polychemotherapie:** Eine Chemotherapie, bei der – im Gegensatz zur Monotherapie – mehrere Substanzen miteinander kombiniert werden.

**Polyneuropathie, Polyneuritis:** Schmerzhafte und manchmal schwer behandelbare Entzündung mehrerer Nerven, für die die verschiedensten Ursachen in Frage kommen, so u. a. bestimmte Zytostatika.

**Polyposis coli:** Krankheitsbild mit multiplen, meist gutartigen Geschwülsten der Dickdarm- und Enddarmschleimhaut. Sie können mit der Zeit entarten. Die Anlage für diese Erkrankung – auch familiäre adenomatöse Polyposis genannt – ist vererblich.

**Port:** Implantierbarer Katheter, der unter der Haut plaziert wird und eine kontinuierliche Gabe von Medikamenten sowie eine Blutabnahme ermöglicht.

**Prävention:** Vorbeugende Maßnahmen.

**Prognose:** Zukunftsaussichten, voraussichtlicher Krankheitsverlauf.

**Prognosekriterien:** Faktoren, die eine ungefähre Einschätzung des weiteren Krankheitsverlaufs erlauben.

**Prophylaxe:** Krankheitsvorbeugung.

**PTC:** Perkutane transhepatische Cholangiographie.

**Remission:** Rückbildung des Tumors.
Von *kompletter Remission* spricht man, wenn alle Symptome und Hinweise auf den Tumor verschwunden sind. Mit den gängigen Untersuchungsmethoden ist der Tumor bei einer kompletten Remission nicht mehr nachweisbar.
Bei einer *teilweisen (partiellen) Remission* sind nicht alle, aber viele Beschwerden und Tumorzeichen beseitigt. Der Tumor spricht offensichtlich auf die eingeschlagene Therapie an.
Man kennt auch sogenannte *Spontanremissionen.* Hiervon spricht man, wenn die Tumoren bzw. Tumorbeschwerden ohne Behandlung verschwunden sind. Von solchen Spontanremissionen wird zwar selten, aber immer wieder berichtet.

**retroperitoneal:** Im hinteren Bauchraum, d. h. hinter dem hinteren Bauchfell.

**Rezidiv:** Rückfall; erneutes Auftreten einer Krebsgeschwulst nach vorangegangener Behandlung.

**$R_0$-Operation:** Komplette Entfernung des Tumors ohne Hinweis für zurückbleibendes Tumorgewebe. Bei den $R_1$- oder $R_2$-Operationen ist Tumorgewebe mikroskopisch ($R_1$) oder makroskopisch ($R_2$) noch verblieben.

**Sandostatin®:** Medikament zur Behandlung endokriner Bauchspeicheldrüsentumoren.

**Sonographie:** Darstellung von Strukturen je nach Schalldichte.

**Somatostatinom:** Meist gutartiger Tumor der Bauchspeicheldrüse.

**Spurenelemente:** Chemische Elemente, die im Gegensatz zu den Massenelementen (Sauerstoff, Natrium, Kalium, Kalzium, Phosphate, Magnesium) nur in kleinen Mengen im lebenden Organismus vorkommen. Als für den Menschen lebensnotwendige (essentielle) Spurenelemente gelten

Eisen, Kobalt, Nickel, Mangan, Chrom, Vanadium, Kupfer, Zink, Molybdän, Zinn (Schwermetalle) sowie Selen, Silizium (Halbmetalle) und Fluor, Jod (Nichtmetalle).

**Steatorrhoe:** Auch Fettstuhl genannt, weil er bei unzureichender Fettverdauung entsteht. Häufig ist dies die Folge einer unzureichenden Bauchspeicheldrüsenfunktion. Der Stuhl hat eine weißgraue Farbe.

**Stent:** Röhrchenförmige Prothese, die aus unterschiedlichem Material, beispielsweise Kunststoff, Metall oder Drahtgeflechten, und von unterschiedlicher Konsistenz sein kann. Stents werden in der Regel eingesetzt, um Einengungen (Stenosen) nach Erweiterung längerfristig offenzuhalten. Stents können in Blutgefäße, Gallengänge, in den Bauchspeicheldrüsengang oder in verschiedene Abschnitte des Verdauungstrakts eingesetzt werden.

**Symptom:** Krankheitszeichen.

**Szintigraphie:** Die Szintigraphie gibt die räumliche Verteilung einer radioaktiven Substanz an, die von dem zu untersuchenden Organ aufgenommen und gespeichert wurde. Die Art und Dichte der Verteilung geben Aufschluß über die krankhafte Veränderung des Organs und sind deshalb wichtig für die Suche nach eventuellen Tumorabsiedlungen.

**Tagesprofil:** Hiermit werden die im Tagesverlauf schwankenden Spiegel von Substanzen im Blut bestimmt. Beim Blutzuckertagesprofil wird der Blutzucker nüchtern und etwa ein bis zwei Stunden nach jeder Hauptmahlzeit bestimmt; weitere Bestimmungen können nachts erforderlich sein.

**Tenesmus:** Krankhafter und zwanghafter Harn- und Stuhldrang.

**Thrombopenie:** Ein verminderter Blutplättchenspiegel. Bei einer Verminderung von weniger als 10 000/µl drohen Blutungsprobleme.

**TNM-System:** Einteilung der Tumoren nach Größe und Ausdehnung des Tumors (T), nach befallenen oder nicht befallenen Lymphknoten (N) und nach dem Befall anderer Organe (M).

**Tumorenukleation:** Tumorausschälung.

**Tumormarker:** Substanzen, die von Tumormarkern in die Blutbahn abgegeben werden und bei den Blutuntersuchungen nachweisbar gemessen werden können.

**Tumorsuppressorgene:** Gene, die ein Gegengewicht zu den wachstumsaktivierenden Protoonkogenen darstellen, d. h., sie behindern die Vermehrung von Zellen.

**Vitamine:** Lebenswichtige Verbindungen, die vom menschlichen Körper selber nicht gebildet, aber benötigt werden.

**Vollremission:** Siehe Remission.

**»Wait and see«:** Therapeutische Strategie, die in einer abwartenden Haltung besteht, bevor eine Tumortherapie eingeleitet wird.

**Whipple-Operation (partielle Duodenopankreatektomie):** Operative Entfernung des Bauchspeicheldrüsenkopfes, des Zwölffingerdarms, der Gallenblase und von zwei Dritteln des Magens.

**Xeloda®:** Handelsname für ein in der Chemotherapie benutztes Zytostatikum.

**Zytokine:** Oberbegriff für zahlreiche körpereigene Substanzen, die von aktivierten T-Lymphozyten freigesetzt werden. Sie haben vielfältige Aufgaben, steuern die Immunregulation, sind wichtig für Reparaturmechanismen von Gewebeschäden und wirken für viele Zellen als Wachstumsfaktoren. Zu den Zytokinen gehören u. a. die Interleukine, die Interferone und die Wachstumsfaktoren.

**Zytostatika:** Medikamente, die die Zellteilung von Tumorzellen hemmen bzw. Tumorzellen abtöten.

# Adressen

*Arbeiterwohlfahrt Bundesverband e. V.,* Marie-Juchacz-Haus, Oppelner Str. 130, 53119 Bonn, Telefon 02 28/6 68 50

*Arbeitsgemeinschaft für Krebsbekämpfung im Lande Nordrhein-Westfalen,* Universitätsstr. 140, 44799 Bochum, Telefon 02 34/3 04 79 08-24, E-Mail: Krebs_AG_NW@compuserve.com

*Arbeitskreis der Pankreatektomierten e. V. (AdP),* Krefelder Str. 3, 41539 Dormagen, Telefon 0 21 33/4 23 29, Telefax 0 21 33/4 26 91, E-Mail: adp-dormagen@t-online.de, Internet: http://www.adp-dormagen.de

*Bayerische Krebsgesellschaft e. V.,* Nymphenburger Str. 21a, 80335 München, Telefon 0 89/5 48 84 00

*Bundesarbeitsgemeinschaft »Hilfe für Behinderte«,* Kirchfeldstr. 149, 40215 Düsseldorf, Telefon 02 11/3 10 06-0

*Bundesverband Selbsthilfe Körperbehinderter e. V.,* Postfach 20, 74236 Krautheim/Jagst, Telefon 0 62 94/6 81 10

*Bundeszentrale für gesundheitliche Aufklärung,* Ostmerheimerstr. 220, 51109 Köln, Telefon 02 21/89 92-0

*Deutsche Arbeitsgemeinschaft Selbsthilfegruppen,* Friedrichstr. 28, 35392 Gießen, Telefon 06 41/7 02 24 78

*Deutsche Krebsgesellschaft e. V.,* Geschäftsstelle: Hanauer Landstr. 194, 60314 Frankfurt a. M., Telefon 0 69/6 30 09 60, E-Mail: service@deutsche.krebsgesellschaft.de, Internet: http://www.deutsche.krebsgesellschaft.de

*Deutsche Krebshilfe e. V.,* Thomas-Mann-Str. 40, 53111 Bonn, Telefon

02 28/7 29 90-0, Härtefond: Telefon 02 28/7 29 90-94, Informationsdienst: Telefon 02 28/7 29 90-95, E-Mail: deutsche@Krebshilfe.de, Internet: http://www.krebshilfe.de

*Deutsche Schmerzhilfe e. V. – Bundesverband,* Woldesenweg 3, 20249 Hamburg, Telefon 0 40/46 56 46

*Deutsches Krebsforschungszentrum (DKFZ),* Im Neuenheimer Feld 280, 69120 Heidelberg, Telefon 0 62 21/42-0

*Familiäres Pankreaskarzinom. Nationale Fallsammlung.* Klinik für Visceral-, Thorax- und Gefäßchirurgie der Philipps-Universität Marburg, Baldingerstraße, 35033 Marburg, Telefon 0 64 21/2 86 67 45, E-Mail: FaPaCa@mailer.uni-marburg.de

*Genesendenhilfe e. V.,* Steindamm 87, 20099 Hamburg, Telefon 0 40/24 69 76

*Gesellschaft für Biologische Krebsabwehr,* Postfach 10 25 49, 69015 Heidelberg, Telefon 0 62 21/1 38 02-0

*Krebsinformationsdienst (KID),* Postfach 10 19 49, Im Neuenheimer Feld 280, 69120 Heidelberg, Telefon 0 62 21/41 01 21, Internet: http://www.krebsinformation.de

*Malteser Telefon,* Telefon 02 21/34 10 11

*Psychosoziale Beratungsstelle für Krebskranke und Angehörige Selbsthilfe Krebs e. V.,* Albrecht-Achilles-Str. 65, 10709 Berlin, Telefon 0 30/8 91 40 49

*Psychosoziale Nachsorgeeinrichtung und Fortbildungsseminar an der Chirurgischen Universitätsklinik Heidelberg,* Im Neuenheimer Feld 155, 69120 Heidelberg, Telefon 0 62 21/56 27 27

*Schweizer Selbsthilfegruppe für Pankreaserkrankungen (SSP),* Kontakt: Hanny Reust, Meisenweg 31, CH-3604 Thun, Telefon 0 33/3 36 41 12

*Schweizerische Krebsliga,* Effingerstr. 40, Postfach 82 19, 3001 Bern, Telefon 0 31/3 89 91 00, E-Mail: info@swisscancer.ch

**Auswahl von Adressen einiger Rehakliniken für Pankreaskarzinompatienten, die u. a. vom Arbeitskreis der Pankreatektomierten empfohlen werden und Mitglied der Arbeitsgemeinschaft für Rehabilitation, Nachsorge und Sozialmedizin in der Deutschen Krebsgesellschaft sind:**

*Tumornachsorge- und Rehaklinik Bergisch Land,* Im Saalscheid 5, 42369 Wuppertal-Ronsdorf, Telefon 02 02/24 63 22 49 (Leiter: Prof. Dr. med. H. Delbrück)

*Klinik Hohenlohe,* Lothar-Daiker-Str. 1, 97980 Bad Mergentheim, Telefon 0 79 31/54 80 (Leiter: Prof. Dr. med. E. U. Baas)

*Hartwaldklinik der BfA,* Schlüchterner Str. 4, 97769 Bad Brückenau, Telefon 0 97 41/8 20 (Leiter: Prof. Dr. med. W. Zilly)

*Tauberland-Klinik,* Erlenbachweg 20, 97980 Bad Mergentheim, Telefon 0 79 31/54 20 (Leiter: Dr. med. R. Dossmann)

*Reha-Klinik Föhrenkamp der BfA,* Birkenweg 24, 23879 Mölln, Telefon 0 45 42/80 20 (Leiter: Prof. Dr. med. G. Oehler)

*Vitalisklinik,* Am Weinberg 3, 36251 Bad Hersfeld, Telefon 0 66 21/20 50 (Leiter: Dr. med. K. Warm)

*Rehabilitationsklinik Nahetal,* Burgweg 14, 55543 Bad Kreuznach, Telefon 06 71/37 50 (Leiter: Dr. med. P. Kruck)

*Mittelrhein-Klinik Bad Salzig,* Salzbornstr. 14, 56154 Boppard, Telefon 0 67 42/60 80 (Leiter: Prof. Dr. Herz)

*Klinik für Tumorbiologie,* Breisacher Str. 117, 79106 Freiburg, Telefon 07 61/2 06 01 (Leiter: Prof. Dr. med. H. H. Bartsch)

*Kurklinik Dr. Vötisch,* Herderstr. 10, 97980 Bad Mergentheim, Telefon 0 79 31/49 90 (Leiter Dr. med. Braun, Dr. med. Virsik)

*Reha-Klinik ob der Tauber,* Klinik der LVA Saarland und der LVA Baden-Württemberg, Bismarckstr. 31, 97980 Bad Mergentheim, Telefon 0 79 31/ 54 10 (Leiter: Prof. Dr. med. W. Tittor)

*Paracelsus-Klinik am See,* Dehneweg 6, 37581 Bad Gandersheim, Telefon 0 53 82/93 90 (Leiter: Prof. Dr. med. U. Gärtner)

*Ilmtal-Klinik Bad Berka GmbH, MEDIAN Klinik Bad Berka,* Turmweg 2 a, 99438 Bad Berka, Telefon 03 64 58/3 80 (Leiter: Prof. Dr. R. Nilius)

# Internetadressen

http://www.schmerzhilfe.de (Bundesverband Deutsche Schmerzhilfe e. V.)

http://www.krebs-kompass.de (Der Krebskompass/Krebs-Kompass Chat)

http://www.medizin.uni-koeln.de/projekte/dgss (Deutsche Gesellschaft zum Studium des Schmerzes)

http://www.krebshilfe.de (Deutsche Krebshilfe)

http://www.dsl-ev.de (Deutsche Schmerzliga e. V.)

http://www.KSID.de (Informationsdienst Krebsschmerz)

http://www.oncolinks.de (Internetservice für Ärzte, Patienten und Angehörige)

http://www.krebsinformation.de (Krebsinformationsdienst [KID])

http://www.pi-online.at (Patienteninformation)

http://www.ipsis.de (Psychologische Beratung)

http://www.lifeline.de/roche (Roche-Lexikon Medizin)

http://www.pancreas-help.com (Schweizer Selbsthilfegruppe für Pankreaserkrankungen)

http://www.studien.de (Therapiestudien der Deutschen Krebsgesellschaft)

http://www.cancertrials.nci.nih.gov (Therapiestudien in Amerika)

# Literaturauswahl

*Ärztlicher Arbeitskreis Sterbebegleitung bei der Ärztekammer Westfalen-Lippe in Zusammenarbeit mit der Hospizbewegung Münster e. V.:* Patientenverfügung und Vorsorgevollmacht – Ein Leitfaden für Patienten und Angehörige; kostenlos zu beziehen über die Ärztekammer Westfalen-Lippe, Gartenstraße 210–214, 48147 Münster

*Bayerisches Staatsministerium für Arbeit und Sozialordnung, Familie, Frauen und Gesundheit:* Zuhause pflegen – Zuhause gepflegt werden. Ein Ratgeber; kostenlos zu beziehen über Bayerisches Landesamt für Versorgung und Familienförderung, Sachgebiet III 3, Postfach 40 11 40, 80711 München

*Bohnhorst, B.:* Laß mich los – aber nicht allein. Ein Ratgeber zur Sterbebegleitung. Fischer Taschenbuch, Frankfurt (1997)

*Bundesministerium für Arbeit und Sozialordnung:* Die Pflegeversicherung; kostenlos zu beziehen über das Bundesministerium für Arbeit und Sozialordnung, Referat Information, Publikation, Redaktion, Postfach 500, 53105 Bonn

*Bundesministerium für Arbeit und Sozialordnung:* Ratgeber für Behinderte; kostenlos zu beziehen über das Bundesministerium für Arbeit und Sozialordnung, Referat Information, Publikation, Redaktion, Postfach 500, 53105 Bonn

*Bundesministerium für Gesundheit:* Ihr gutes Recht; kostenlos zu beziehen über das Bundesministerium für Gesundheit, Referat Öffentlichkeitsarbeit, Am Propsthof 78 A, 53108 Bonn

*Delbrück, H.:* Ernährung für Krebserkrankte. Rat und Hilfe für Betroffene und Angehörige. Kohlhammer, Stuttgart (1999)

*Delbrück, H.:* Krebsschmerz. Rat und Hilfe für Betroffene und Angehörige. Kohlhammer, Stuttgart (1993)

*Deutsche Angestellten-Krankenkasse:* Ihre Rechte als Patient; kostenlos zu beziehen über die Deutsche Angestellten-Krankenkasse, Postfach 10 14 44, 20009 Hamburg

*Deutsche Gesellschaft für Palliativmedizin/Bundesarbeitsgemeinschaft Hospiz/Deutsche Gesellschaft zum Studium des Schmerzes:* Palliativmedizin 2000 – Stationäre und ambulante Palliativ- und Hospizeinrichtungen in Deutschland; kostenlos zu beziehen über Mundipharma GmbH Schmerz-Service, Postfach 13 50, 65533 Limburg (Lahn)

*Deutsche Krebsgesellschaft:* Alternative Behandlungsmethoden; kostenlos zu beziehen über die Deutsche Krebsgesellschaft e. V., Hanauer Landstraße 194, 60314 Frankfurt am Main

*Deutsche Krebsgesellschaft:* Fatigue – so können Sie mit Müdigkeit bei Krebs umgehen; kostenlos zu beziehen über die Deutsche Krebsgesellschaft e. V., Hanauer Landstraße 194, 60314 Frankfurt am Main

*Deutsche Krebsgesellschaft:* Nebenwirkungen der Krebstherapie – so kann man sie lindern; kostenlos zu beziehen über die Deutsche Krebsgesellschaft e. V., Hanauer Landstraße 194, 60314 Frankfurt am Main

*Deutsche Krebsgesellschaft:* Therapie-Studien – dafür sind sie gut; kostenlos zu beziehen über die Deutsche Krebsgesellschaft e. V., Hanauer Landstraße 194, 60314 Frankfurt am Main

*Deutsche Krebshilfe:* Ernährung bei Krebs; kostenlos zu beziehen über die Deutsche Krebshilfe e. V., Thomas-Mann-Straße 40, 53111 Bonn

*Deutsche Krebshilfe:* Hilfen für Angehörige; kostenlos zu beziehen über die Deutsche Krebshilfe e. V., Thomas-Mann-Straße 40, 53111 Bonn

*Deutsche Krebshilfe:* Krebsschmerzen wirksam bekämpfen; kostenlos zu beziehen über die Deutsche Krebshilfe e. V., Thomas-Mann-Straße 40, 53111 Bonn

*Deutsche Krebshilfe:* Wegweiser zu Sozialleistungen; kostenlos zu beziehen über die Deutsche Krebshilfe e. V., Thomas-Mann-Straße 40, 53111 Bonn

*Deutsche Leukämie- und Lymphom-Hilfe/Hoffmann-LaRoche (Hrsg.):* Soll ich bei einer Therapiestudie mitmachen? – Therapiestudien in der Hämatoonkologie. Broschüre kostenlos zu beziehen über die Deutsche Leukämie- und Lymphom-Hilfe e. V., Thomas-Mann-Straße 40, 53111 Bonn

*Hanseatische Krankenkasse:* Ihr Recht als Patient; kostenlos zu beziehen über die HEK-Hanseatische Krankenkasse, Wandsbeker Zollstraße 82–86, 22041 Hamburg

*Kaiser, G. et al.:* Unkonventionelle, alternative Heilverfahren in der Onkologie. Der Internist 11, 1159–1167 (1998)

*Kastner, W., C. G. Ross:* Sterben und Steuern, Leitfaden durch das Erbschafts-, Steuer- und Schenkungssteuerrecht; zu beziehen über DGE-Geschäftsstelle, Simrockallee 27, 53173 Bonn

*Kleeberg, U.:* Ambulante Tumortherapie – Ein Ratgeber für Patienten und Angehörige. Thieme, Stuttgart (1997)

*LeShan, L.:* Diagnose Krebs, Wendepunkt und Neubeginn. Klett-Cotta, Stuttgart (1998)

*LeShan, L.:* Psychotherapie gegen den Krebs. Über die Bedeutung emotionaler Faktoren bei der Entstehung und Heilung von Krebs. Klett-Cotta, Stuttgart (1999)

*Lukas, E.:* Psychotherapie in Würde. Sinnorientierte Lebenshilfe nach Viktor E. Frankl. Psychologie Verlagsunion, Weinheim (1994)

*Mensen, H.:* Das Autogene Training. Goldmann, München (2000)

*Oehlrich, M., N. Stroh:* Internetkompaß Krebs. Springer, Heidelberg (2001)

*Olschewski, A.:* Progressive Muskelentspannung. Haug-Verlag, Heidelberg (1996)

*Prang, M. D.:* Ärztelatein im Klartext – Was Ärzte ihren Patienten nicht sagen. Der Ratgeberverlag, Hamburg (2000)

*Ruhland, B.:* Ärztlicher Ratgeber Diabetes. Bescheid wissen, besser leben. Wort & Bild Verlag, Baierbrunn (2000); erhältlich in Apotheken oder über den Wort & Bild Verlag, 82065 Baierbrunn

*Schmidt, M.:* Guter Rat zur Pflegeversicherung. Alle wichtigen Rechtsfragen zu: Versicherungspflicht, Beitragsbemessung, Pflegeleistung. Beck-DTV, München (2000)

*Schmoll, H. J., K. Höffken, K. Possinger:* Kompendium Internistische Onkologie. Springer, Heidelberg, 3. Auflage (1999)

*Schweizerische Krebsliga:* Die Radioonkologie. Eine Broschüre für Patientinnen und Patienten; kostenlos zu beziehen über die Schweizerische Krebsliga, Postfach 82 19, CH-3001 Bern

*Simonton, O. C.:* Auf dem Weg der Besserung – Schritte zur körperlichen und spirituellen Heilung. Rowohlt, Reinbek b. Hamburg (1993)

*Stangl, M.-L., A. Stangl:* Hoffnung auf Heilung. Seelisches Gleichgewicht bei schwerer Krankheit. Econ-Verlag, Düsseldorf (1999)

*Stiftung Warentest (Hrsg.):* Die andere Medizin. Handbuch. Nutzen und Risiken sanfter Heilmethoden. Stiftung Warentest Vertrieb, Postfach 81 06 60, 70523 Stuttgart (1996)

*Tausch, A.-M.:* Gespräche gegen die Angst. Rowohlt, Reinbek b. Hamburg (1997)

*Willig, F.:* Ernährungsmedizin und Diätetik für Pankreasoperierte; zu beziehen über Solvay Arzneimittel GmbH, Hans-Böckler-Allee 20, 30173 Hannover, www.kreon.de

*Zanker, H., A. Donner:* Schwerbehindertenrecht. Ratgeber für die Praxis. Verlag F. Rehm, München (1993)

# Sachregister

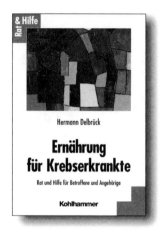
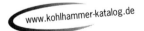